AF404222

De la Nature et du Traitement

DES

ALTÉRATIONS PULMONAIRES.

GUÉRISON

DE

LA PHTHISIE.

Si quid novisti rectius istis, candidus,
imperti ; sinon his utere mecum.

PAR

J. J. PASCAL,

MÉDECIN EN CHEF, PREMIER PROFESSEUR DE L'HOPITAL MILITAIRE
D'INSTRUCTION DE STRASBOURG, CHEVALIER DE L'ORDRE ROYAL
DE CHARLES III D'ESPAGNE ; DE L'ACADÉMIE ROYALE DE MÉDE-
CINE DE MADRID ; DE LA SOCIÉTÉ MÉDICO-CHIRURGICALE DE CADIX ;
DE LA SOCIÉTÉ ROYALE DE MÉDECINE DE MARSEILLE ; DE LA SO-
CIÉTÉ DE STATISTIQUE DE LA MÊME VILLE ; DE LA SOCIÉTÉ DES
SCIENCES MÉDICALES DU DÉPARTEMENT DE LA MOSELLE ; DE L'A-
CADÉMIE ROYALE DE METZ ; TITULAIRE DE LA SOCIÉTÉ DES SCIEN-
CES, AGRICULTURE ET ARTS DU DÉPARTEMENT DU BAS-RHIN.

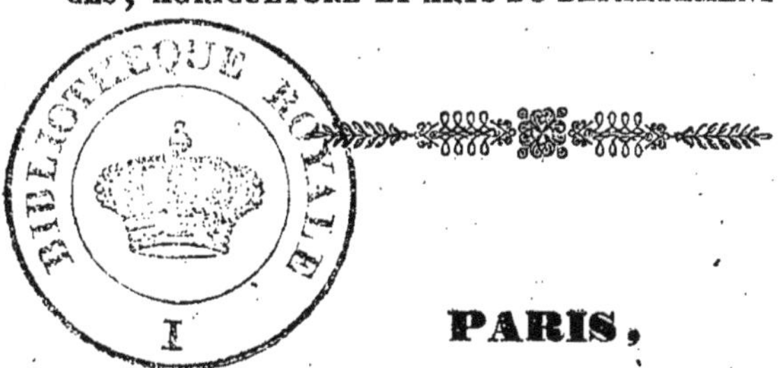

PARIS,

J. B. BAILLIÈRE,

LIBRAIRE DE L'ACADÉMIE ROYALE DE MÉDECINE ET DU COLLÉGE DES
CHIRURGIENS DE LONDRES, RUE DE L'ÉCOLE DE MÉDECINE, 13 BIS.

1839.

STRASBOURG,
de l'imprimerie de Pɴ. H. Dᴀɴɴʙᴀᴄʜ, rue du Bouclier, 1.

DE LA NATURE ET DU TRAITEMENT

ALTÉRATIONS PULMONAIRES.

Guérison de la Phthisie.

Parmi les sujets nombreux qui constituent le vaste domaine de la médecine, il n'en est pas qui excitent un intérêt plus grand et plus puissant que les altérations organiques. Les lésions de texture des parties sont, en effet, aujourd'hui le mur considéré comme infranchissable, vers lequel sont venus se briser tous les efforts, et en quelque sorte expirer les plus belles illusions.

Les anciens, observateurs fidèles, traducteurs naïfs de la nature, avaient signalé par leurs traits les plus extérieurs nos infirmités humaines. Ils avaient en quelque sorte effleuré les maladies pour en présenter l'esquisse et en reproduire les vicissitudes diverses. Toutefois voulant trouver l'explication de nos maux, à l'exemple d'Hippocrate, si digne modèle à suivre, ils avaient reconnu l'influence médicatrice d'un principe conservateur. Ils lui avaient, pour ainsi dire, rapporté tout ce que notre organisation obtenait d'heureux dans sa lutte avec les agents morbides.

Aussi, sommes-nous frappés de cette vérité de description, de cette simplicité d'exposition qui brille dans les écrits des anciens. Nous rattachons tous les jours à ces œuvres vénérées, que l'autorité des âges a élevées, nos remarques les plus modernes, certains de trouver dans cette flatteuse conformité d'observation la sanction de nos propres travaux.

Mais après les découvertes anatomiques et physiologiques qui marquèrent l'époque de la renaissance ; après les découvertes si belles qui signalèrent le 17ᵉ siècle, les médecins, guidés par le flambeau d'une analyse exacte, entrèrent dans la profondeur même de l'organisme.

Alors commença l'étude de l'anatomie pathologique ; et avec elle, l'examen attentif de tous les phénomènes morbides. De cette époque datent nos doctrines médicales actuelles. Leurs éléments divers ont leur racine dans les travaux des savants qui ont illustré cette même époque.

Avant la révolution française, avant notre célèbre Bichat, la généralité des maladies, sans doute, avait été observée. Mais les affections aiguës seules avaient été bien comprises. Elles seules présentent, en effet, des caractères morbides saillants. La relation de la cause à l'effet est là bien directe, facilement saisissable. Elles seules aussi furent bien décrites; leur siége fixé, et leur traitement rationnel convenablement exposé.

Mais les affections chroniques, toutes différentes par leur marche et leurs caractères, étaient méconnues dans leur origine. On ne s'expliquait pas distinctement comment elles prenaient racine dans l'économie. Les produits si divers qui les accompagnent, considérés comme de véritables corps étrangers organiques, formaient une classe indéfinissable de lésions, affligeantes par leur nature autant que funestes par leurs conséquences les plus ordinaires.

Bichat, en développant avec son brillant génie le jeu de tous les appareils ; en signalant les propriétés des divers systèmes organiques de l'économie; et surtout en faisant ressortir l'influence si puissante des sympathies des organes ; Bichat, dis-je, créa en quelque sorte la médecine rationnelle, et posa les premiers fondements d'une doctrine médicale durable.

Car, il faut bien le reconnaître, là où il n'y avait point de connaissances approfondies du jeu et des relations des organes, là il ne pouvait point y avoir de science médicale solide, ni durable. C'est, en effet, dans la connaissance des conditions et des lois de l'organisation que gît le fondement de nos doctrines. Elles sont le point d'appui de toutes nos données. C'est donc par elles que toute modification importante de la science doit commencer.

Bichat ne put tirer par lui-même les conséquences de ses belles recherches. Il appartenait à un génie du premier ordre de ressaisir après lui d'une main hardie tous les éléments de progrès qu'il avait semés, et de faire connaître toute leur portée.

L'illustre Broussais eut cette gloire.

Doué de cette sagacité qui saisit la nature dans toute sa vérité; possédant à un haut degré l'esprit de généralisation, il s'éleva facilement aux sommités de la science. Après avoir fait connaître mieux que ses prédecesseurs les lois de notre organisation; après avoir surtout fait vivement ressortir l'influence incessante des modificateurs qui entourent le corps de l'homme, et les effets de quelques sympathies méconnues, ce praticien célèbre démontra la liaison des affections aiguës avec les affections chroniques. Il prouva que ces dernières ont presque toujours leur source dans les phénomènes d'acuité des premières.

L'éclat de ces phénomènes aigus appelle l'attention du médecin. Mais celui-ci s'attache moins à l'étude des maladies chroniques, qui n'éveillent pas au même degré l'action de ses sens. Leurs phénomènes sont moins saillants; d'une observation longue, difficile, rebutante. Ainsi s'explique la lenteur des progrès de la science à leur égard, l'illusion des pathologistes et les rêveries de l'onthologisme.

Mais ce fut surtout le phénomène de l'irritation qui excita à un haut degré la perspicacité de l'illustre réformateur. Phénomène générateur du plus grand nombre des affections, Broussais attacha sa gloire à y ramener sans cesse les esprits.

C'est à ce phénomène morbide fondamental qu'il faut effectivement rapporter l'origine des congestions, des hémorragies, des phlegmasies ou inflammations rouges, des subinflammations ou inflammations blanches; même de certaines hydropisies, d'un grand nombre de névroses, et d'affections musculaires, et par suite les altérations de texture des organes.

Ces altérations de texture, véritables aiguillons placés d'une manière permanente au sein des organes, sont la source incessante de phénomènes morbides, et méritaient la plus sérieuse attention.

Toutefois, quelqu'ait été le zèle de M. Broussais pour combattre ces affections chroniques, objet de ses premiers travaux, et dont il avait en quelque sorte démasqué le caractère, ce grand praticien dut s'arrêter devant la résistibilité, même l'incoërcibilité de leur nature. Et l'on a pu dire que tout ce que les lumières de la physiologie pathologique avaient pu faire pour favoriser l'expulsion de ces produits ou résidus morbides, avait été fait sans les détruire.

Ainsi donc, toutes les fois qu'un cancer, un tubercule, une mélanose, une tumeur érectile, une induration, une hépatisation se présentaient, les émules du célèbre professeur du Val-de-Grâce regrettaient amèrement que la lésion n'eût pas été combattue dans son principe, c'est-à-dire, dans l'irritation ou dans l'inflammation qui lui donnait naissance. C'est par les antiphlogistiques, par les sédatifs, par les dérivatifs, par les révulsifs qu'ils cherchaient surtout à prévenir l'altération. Une fois établie, ils ne pensaient pas qu'il fût raisonnablement possible de passer outre. Le médecin était considéré comme ayant accompli sa tâche. C'est aux efforts de la nature qu'on croyait devoir alors exclusivement confier les améliorations ou changements à venir.

Soigneux cependant d'éviter toute extension du mal, on luttait avec persévérance contre tout développement d'irritation nouvelle et voisine ; contre toute reproduction du phénomène générateur d'altérations nouvelles.

Tel est, si je ne me trompe , le point où la médecine physiologique est parvenue. Les efforts de Laënnec dans la guérison de la phthisie, quoique si distincts de ceux de Broussais et de ses émules, ne me paraissent pas de nature à changer notablement ces conclusions.

Le médecin de l'hôpital Necker, peu familier avec le langage de l'illustre médecin du Val-de-Grâce, n'accueillait pas l'irritation comme origine première des altérations organiques. Il préférait rapporter celles-ci à l'exemple de Bayle, à des viciations humorales encore peu connues. Et toutefois ce médecin constatait leur guérison possible, pour les poumons, par exemple, par le ramollissement de la partie altérée et l'expulsion consécutive de la matière accumulée. Puis, par la formation d'une cicatrice, ou par la persistance d'un kyste intérieur, le plus souvent cartilagineux avec fistule aérienne. Mais cette terminaison favorable était considérée comme exceptionnelle, et n'était notée que comme l'un des heureux effets d'une nature privilégiée.

Serait-il vrai que la médecine dût ainsi se poser impuissante devant le mur d'airain des altérations de texture? Qu'il fallut constamment attendre par conséquent, des efforts de la nature ou d'un incident imprévu, cette heureuse solution que les praticiens ont quelquefois signalée? Doit-on considérer les affections organiques comme au-dessus des ressources de l'art, et ne peut-on admettre comme moyen de traitement à leur égard que l'amputation, l'extirpation, l'énucléation ou la cautérisation, c'est-à-dire, l'enlèvement ou la destion de l'organe atteint?

Ces opérations praticables sur les membres, ou sur les régions extérieures du corps, ne sont plus susceptibles d'application à l'égard des viscères. L'encéphale, les poumons, le cœur, la foie, l'estomac, les intestins, les reins, la vessie, et même l'utérus, malgré les beaux efforts de la chirurgie moderne, ne sont point susceptibles, non plus que les os du tronc et leurs dépendances, de ces destructions hardies qui ont été tentées à l'extérieur.

L'art doit donc arriver à son but par d'autres voies. Il doit savoir concilier à la fois, et la délicatesse des organes intéressés dont il faut respecter l'existence, qui est liée à la vie de l'individu; et les fonctions même de l'économie qui ne sauraient être interrompues sans danger.

Il est vrai que nonobstant ces circonstances, quelques opérateurs habiles ont essayé par le séton, par l'acupuncture, par l'électropuncture, la dissolution des tumeurs les plus extérieures lorsqu'elles étaient inextirpables par les procédés ordinaires. Cette voie de guérison, quel qu'ingénieuse qu'elle puisse paraître, n'est jamais applicable qu'aux organes les plus périphériques. Il ne sera jamais croyable qu'on puisse, sans de grands dangers, pénétrer dans les cavités splanchniques par de tels moyens. Dupuytren a traversé une thyroïde monstrueuse par le séton, et en a obtenu la résolution.

D'autres ont traversé des tumeurs ou des organes engorgés par des aiguilles. Mais on sent combien ces opérations sont limitées, et combien leur application est difficile et scabreuse.

Les altérations des viscères restent donc inaccessibles à ces moyens physiques.

Quant à l'application directe de l'électricité sur les régions où siégent les organes altérés, pour modifier leur état, il serait difficile de dire la portée réelle de ce grand agent de la nature. Les essais tentés sont encore peu nombreux. Mais il n'est pas douteux que cette voie de décomposition ne puisse être applicable à l'économie jusqu'à un certain point. Il y a plus, nos médications altérantes, que sont-elles, sinon, cette même application aux organes de la chimie moléculaire ?

Comment donc combattre les altérations de texture? La raison le dit, c'est par les forces même qui les ont fait naître; c'est par les affinités même qui président à leur formation.

Si l'on considère, en effet, la manière dont les altérations organiques s'établissent, on s'apercevra qu'elles résultent toujours de l'addition dans le sein des organes d'éléments étrangers à ceux qui s'y trouvent habituellement ou de la réunion désharmonique de ces mêmes éléments habituels.

C'est ainsi que l'afflux du sang veineux stagnant dans les parties qui ont été le siége de phlegmasies (poumon, intestin, foie, etc.) et dont la force tonique est ralentie, entraîne la formation des mélanoses. Celles-ci sont les traces manifestes de cette atonie vasculaire, et de cette accumulation des éléments du sang noir que l'effort circulatoire n'a pu entraîner.

C'est ainsi que l'arrivée dans un ganglion lymphatique du pus qui s'altère à la surface d'une ulcération, détermine le gonflement, l'altération d'une glande lymphatique.

Que la surabondance dans le sang du phosphate de chaux chez le vieillard dont les os sont saturés de ce sel, tend à le répandre dans les autres organes dont la texture est analogue aux os ; c'est-à-dire, dont le parenchyme est fibro-cellulaire comme celui des os.

Que la présence dans le sang d'un chyle mal élaboré, d'une hématose difficile, et immixtible avec les fluides circulants, comme cela se voit chez les scrofuleux, tend à laisser traîner çà et là ces éléments devenus inassimilables, et à faire naître par suite dans divers systèmes, notamment dans les poumons, et avec tant de facilité, ces tubercules pulmonaires si dangereux. Véritables produits caco-plastiques ou caco-chymiques, ces productions organiques sont chez les scrofuleux l'indice bien réel de l'imperfection des fonctions nutritives, et le résultat de la facile irritation qui naît sous l'influence de leurs produits dans les viscères qui sont destinés à les recevoir et à les conserver plus longtemps.

Ne voyons-nous pas tous les jours à la suite des inflammations les plus ordinaires, les altérations organiques naître dès que la période aiguë est passée ? L'organe, qui naguère était irrité, tombe alors dans une atonie bien réelle ; il est alors plongé, par suite de l'expansion vasculaire qu'il a subi, dans une faiblesse organique positive, qui nécessite l'emploi des toniques. Eux seuls, peuvent le faire rentrer insensiblement dans ses limites premières. Faute de ces stimulants nécessaires, on voit dans le sein de l'organe les éléments organiques entrer dans des combinaisons anormales qui résultent de leurs rapports désharmoniques; certains fluides se coagulent ou se concrètent et des altérations durables se forment. La majeure partie des altérations résulte de ces conditions spéciales des organes après la période aiguë des phlegmasies. Les tubercules eux-mêmes, dont je viens de parler, ne sont point exempts de cette origine commune, quelque puisse être d'ailleurs l'état organique antérieur qui a favorisé leur formation.

C'est donc la recherche des circonstances, au milieu desquelles naissent les altérations qui doit spécialement fixer l'attention actuelle des praticiens. C'est cette étude qui doit donner l'idée précise de leur cause, et faire apprécier les moyens de traitement qu'il convient de leur opposer.

Si donc le médecin, fort de cette appréciation, attaque désormais les altérations de texture, non plus cette fois lorsqu'elles sont confondues avec la trame même des organes; mais, au contraire, lorsqu'elles en sont encore distinctes. S'il cherche à les combattre à l'*état naissant*, c'est-à-dire, lorsque les éléments hétérogènes, qui vont les constituer, sont encore liquides, mous ou susceptibles d'être repris par les voies d'où ils procèdent, ne peut-on alors espérer que cette destruction intérieure ne soit possible et même souvent praticable ?

Il y aura sans doute à ménager beaucoup l'organe, au sein duquel les altérations se sont formées ou tendent à s'établir. Mais à l'aide des ménagements voulus, peut-être il sera possible d'arriver à des résultats inespérés ; et le mur d'airain des altérations de texture, cette barrière infranchissable des affections dites organiques pourra peut-être être dépassée.

Ainsi serait alors de nouveau prouvé le pouvoir de l'homme sur la nature. Ainsi s'appercevrait distinctement tout ce qu'il faut attendre de la prudence unie aux nouvelles données des sciences.

En effet, si vous jetez un coup d'œil sur ce qui se passe à la suite du plus grand nombre des phlegmasies, vous verrez tous les phénomènes que je viens d'indiquer.

Le point enflammé, quelqu'en soit le siége, devient toujours un centre de fluxion. L'afflux des liquides appelle dans l'organe des élements de tout genre. C'est aux affinités de ces éléments qu'il faut alors rapporter leur stase dans les tissus ou leur départ. Des combinaisons anormales sont alors prêtes à s'établir. A l'état moléculaire, à *l'état naissant* les combinaisons sont faciles ; elles sont rapides.

Parmi ces changements intimes, il en est un, qui par sa fréquence appelle toutes les méditations. C'est la coagulation de l'albumine du sérum du sang.

Cette coagulation forme la base de presque toutes les altérations des organes. C'est, si je puis ainsi dire, le *magma* ou le milieu, au sein duquel sont déposés les sels du sang, et les autres éléments que le sérum roule perpétuellement dans son sein. Liquéfier l'albumine dans le sein de ces organes, c'est donc rendre possible la résorption des éléments qu'elle enchaîne. Attaquer l'albumine concrétée au sein des tissus altérés, c'est donc faire crouler par sa base la plus ordinaire, l'altération organique, à l'égard de laquelle cet élément immédiat fait en quelque sorte l'office de *ciment.*

C'est donc à cette liquéfaction de l'albumine déposée dans les tissus qu'il faut surtout viser pour arriver à la destruction des altérations de texture.

Nul doute que d'autres éléments organiques ne doivent aussi, comme l'albumine, fixer l'attention des praticiens. Nul doute que la fibrine, la gélatine, le mucus, différents sels, de même que les divers fluides secrétés, l'urine, la bile, la salive, ne puissent aussi présenter des altérations de consistance, de forme ou de composition, dignes de recherches et d'études.

Mais qu'il nous suffise pour le moment de fixer notre attention sur l'albumine, qui se voit dans tous les fluides cellulaires, séreux, synoviaux, et qui domine dans le sang et par lui dans le tissu intime de tous les organes.

Or, les observations des chimistes ont dès longtemps signalé une circonstance bien importante relativement à l'albumine. On a démontré que la potasse a pour résultat de liquéfier l'albumine ou de la maintenir liquide dans le sang, lorsqu'elle tend à se coaguler. M. Raspail, en particulier, a appelé l'attention des hommes de l'art sur ce fait depuis longtemps connu.

Tous les alcalis, l'ammoniaque, la soude , ont le même effet; l'alkool, les acides, le chlore , la chaleur, au contraire , solidifient cet élément.

Introduire dans le sang, par la voie des absorptions, des alcalis ou des sels alcalins, c'est donc faire prédominer les dissolvants de l'albumine dans les organes altérés. C'est donc saper par leur base ces altérations; c'est donc préparer leur dissolution prochaine et leur résorption consécutive.

Cette voie de modification de l'économie, à la fois physique et physiologique, n'a rien qui puisse étonner.

On connaît les beaux résultats obtenus par M. Magendie dans le traitement de la gravelle ; les observations si intéressantes de M. le docteur Petit, relativement aux calculs vésicaux. Il n'y a donc rien dans cette introduction des alcalis dans l'économie qui soit contraire à ce que l'expérience donne tous les jours comme utile.

Il y a plus, c'est que vus de près, presque tous les médicaments peuvent être considérés non pas comme déterminant sur nos organes des modifications inexplicables, mais, au contraire, comme ayant des actions soit physiques, soit chimiques très-déterminées.

Nul doute, au reste, que l'élément dissolvant à introduire ne doive être présenté en faible quantité. Sans cela la trame même de nos tissus en serait ébranlée. La gélatine qui constitue l'élément immédiat organique du tissu cellulaire, ne résisterait pas à une action intense des alcalis. Il est visible que l'abus de ces agents pourrait produire la dissolution de l'organe , au lieu de n'attaquer que les éléments même de la production organique.

Tout gît donc dans le mode d'administration des alcalis, comme, au reste, cela peut être dit de tous les médicaments énergiques dont la médecine dispose. L'opium, les sels d'opium, la strychnique, la brucine, l'émétique, l'acide hydrocyanique, le bichlorure de mercure, et tant d'autres sont dans le même cas. Tout gît dans la mesure de l'emploi du moyen ; dans la prudence avec laquelle il doit être administré.

Or, ce que je dis ici d'un traitement des altérations organiques inflammatoires les plus communes, est précisément ce qui se fait tous les jours sous nos yeux, mais dans un autre but, et, toutefois avec les plus grands succès.

Chez l'homme, comme chez les animaux, l'usage des sels alcalins est continuel, mais sans qu'on se rende toujours compte de l'effet qu'on produit, ni de la marche rationnelle qu'il est avantageux de donner aux moyens qu'on emploie.

Chacun sait que le sel marin (chlorure de sodium) est indispensable à l'homme comme aux animaux. Cet agent, chez ces derniers, est devenu pour l'agriculture un des premiers besoins. Pourquoi? parcequ'il stimule les organes à la manière des condiments en général ; et, en outre, parcequ'il s'oppose aux obstructions des viscères des animaux. L'expérience vulgaire a appris au fermier, à l'agronome que cet élément, ajouté à la nourriture des animaux, favorise leur santé. Les engorgements, les affections organiques, auxquels ils sont si sujets, sont alors plus rares. Celles qui existent se dissipent. Il est inutile d'ajouter à cette occasion que les animaux sont peut-être encore plus sujets que l'homme à ces affections organiques dont nous parlons ici. Rien n'est plus commun chez eux que les tubercules, les indurations, les kystes, les engorgements de tout genre, et les entozoaires qui se voient assez rarement chez l'homme.

Ce que je viens de signaler ici comme exemple puisé dans la médecine vétérinaire, est ce qui a été consacré par la pratique des anciens, et par certaines médications pleines de succès, et pronées par quelques médecins modernes.

Dirai-je les voyages sur mer, vantés par Celse dans la phthisie, et signalés de nos jours encore comme infiniment utiles dans cette affection? Dirai-je que ces voyages agissent moins probablement par la diversion qu'ils produisent, que par la nature même de l'agent qu'ils présentent à l'appareil respiratoire? Croirait-on que l'air des bords de la mer soit chargé d'une eau saline qui dépose sur toute la périphérie du corps des cristaux très-fins de sel marin?

Quand dans ces circonstances, on vient à toucher avec la langue la peau des lèvres, du visage, de la main, en un mot des parties avec lesquelles l'air marin a été en contact, l'organe du goût signale une saveur très-salée qui résulte de la présence du sel déposé.

Peut-on douter que cet agent ainsi introduit par les voies aériennes ne soit un modificateur puissant des poumons malades, et ne puisse avoir déterminé les guérisons attribuées à la navigation?

La propriété dissolvante du sel marin, attestée

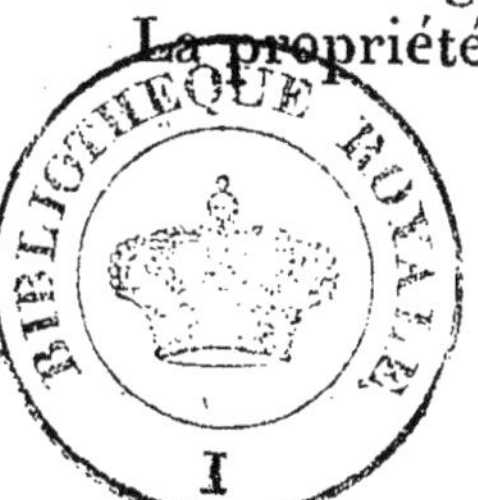

par les effets des viandes salées, et le développement du scorbut sur mer, dans les voyages de long
cours, dit combien l'abus est nuisible. Mais l'abus
ne doit pas faire rejeter l'usage d'un agent utile.

Les anciens employaient beaucoup les fondants
qui presque tous avaient les alcalis et les sels alcalins pour base. Si le savon, si les sels de soude
et de potasse; si les sels ammoniacaux ont été tous
préconisés dans la foule des engorgements chroniques, pense-t-on que cette vogue fût basée sur la
révulsion pure et simple effectuée par ces agents?
je ne puis douter que l'absorption de ces médicaments eux-mêmes ne fût pour beaucoup dans les
cures heureuses effectuées par leurs secours. Le
foie qui était le lieu de passage de ces éléments
pris dans le canal digestif par les radicules de la
veine-porte, le foie, dis-je, devait en subir des
modifications importantes.

Mais les poumons eux-mêmes pouvaient-ils y
être étrangers? Viscères destinés à recevoir tout
le sang de l'économie, il était bien impossible qu'ils
ne fussent influencés par ces agents.

Ainsi s'expliquent très-rationnellement ces guérisons quelquefois inattendues qui s'effectuaient
autrefois chez des malades désespérés.

Croit-on que la vogue des eaux minérales, la
plupart salines et alcalines, soit étrangère au
phénomène dont je parle ici? Non certes. Il n'est
point douteux que cette constance du public pour
l'usage de ces moyens, n'atteste l'influence géné-
ralement bienfaisante de leur ingestion. L'action
dissolvante ou altérante de leurs éléments porte
sur les organes depuis longtemps malades et au

sein desquels des combinaisons anormales se sont formées.

Il ne faut donc pas croire qu'il n'y ait dans l'action des eaux minérales, qu'une simple excitation. Il y a plus qu'une excitation ; il y a aussi action altérante, dissolution, résolution des combinaisons anormales établies.

Si de nos jours l'emploi des sels d'iode et de potasse dans le goître et les affections scrofuleuses, a obtenu de si beaux succès, il ne faut point douter, que ces heureux effets n'aient été produits autant par l'action de la potasse que par les propriétés de l'iode. L'iode par lui-même n'est qu'un excitant. Tout porte à penser que cet agent s'adresse plutôt aux solides organiques qu'il stimule, qu'aux fluides solidifiés ou altérés, qui comblent ou envahissent leurs aréoles ou leurs vaisseaux.

Les anciens aussi avaient préconisé les alcalis contre les scrofules. Témoin, entr'autres, l'usage si scabreux de l'hydrochlorate de Baryte, qui avait été tenté dans ces affections. Mais la domination du solidisme avait exclu ces moyens, pour réserver dans ces derniers temps aux toniques seuls toute la part d'influence que la médecine cherchait à obtenir dans leur traitement.

Enfin, l'émétique préconisé par les Rasoriens, comme contro-stimulant, c'est-à-dire, comme calmant, et employé avec tant de succès par Laënnec dans la pneumonite ;

Le sous-carbonate de potasse proposé et employé par Mascagni contre cette même affection à l'état chronique ;

L'aluminate de potasse du Dr Turc, employé

par ce praticien dans le traitement de la goutte ;

Les bains alcalins si favorables dans les engorgements chroniques ; les cataplasmes de savon dont on obtient, dont j'ai obtenu des effets rapides à l'égard des tumeurs froides dites *lymphatiques* ou des adénites chroniques ; les liniments savonneux tous les jours prescrits contre les affections chroniques des membres, témoignent de l'influence puissante des alcalis. Leur administration générale et fréquente contraste avec l'espèce de proscription qui a semblé devoir atteindre pour les maladies des viscères les médicaments dits *altérants.*

Tout semble donc se réunir pour prouver la nécessité d'employer à l'égard des altérations de texture des poumons, les moyens qui paraissent devoir les attaquer avec le plus de succès. Il est permis d'espérer que le *traitement alcalin* peut constituer le *traitement rationnel de la phthisie.*

La guérison de cette désolante affection qui fait tant de victimes, serait donc désormais subordonné, non plus à l'incertitude des moyens qu'il convient d'employer, mais à l'habileté, à l'opportunité, à la prudence avec laquelle ces moyens doivent être administrés.

Ce serait surtout à saisir le moment favorable pour l'action qu'il faudrait spécialement s'attacher. Car, de l'occasion saisie dépendra surtout la rapidité des effets et la certitude d'une guérison radicale.

J'ai dit plus haut, combien le moment des combinaisons anormales était déterminé. Mais je n'ai point dit combien il est insidieux et demande de la vigilance. Je prends pour exemple la pneumonite ; elle fera sentir toute l'importance de cette vérité pratique.

Quand l'inflammation pulmonaire perd de son acuité, tout semble terminé. On vient d'assister à un drame morbide violent. Le calme qui succède est de favorable augure sans doute, mais c'est trop souvent l'instant du danger.

C'est alors surtout qu'il faut consulter attentivement les organes respirateurs. C'est alors aussi que l'administration des alcalis devient nécessaire.

Les anciens qui voulaient une crise dans toutes les maladies ; qui ne concevaient même pas celles-ci terminées sans elle, sollicitaient alors des évacuations. C'était un purgatif qui était alors ordinairement prescrit. Le vulgaire imbu de ces idées qui ont persévéré dans la foule, le vulgaire, dis-je, vous demande des purgatifs dans ces circonstances.

Il n'est point douteux que cette médication n'ait des avantages quand l'estomac est sain. Mais les données que fournit le stéthoscope, mettent sur la voie d'agir plus directement et plus efficacement.

C'est donc alors, dès que des altérations tendent à se former, qu'il faut employer les alcalis.

Les différents râles, la crépitation subsistante ; le bruit de rape ou de frottement rapeux, la matité, le *hoquet bronchique*, qui s'effectue dans l'organe par la seule pénétration de l'air et en absence de tout bruit vocal ; les phénomènes dépendant de la voix, de la toux, dont les vibrations se propagent, servent de guide au médecin ainsi que la présence ou l'absence du passsage de l'air dans les poumons, pour diagnostiquer les altérations qui se forment. Le praticien suit avec les yeux de l'esprit, à l'aide des explorations, le point qui s'embarrasse, et il parvient aussi par cette voie à reconnaître les effets de ses médications.

Il n'est point douteux que le principe des tubercules, des granulations miliaires, des concrétions, des mélanoses, des indurations blanches ou rouges, des encéphaloïdes, en un mot de toutes les altérations des poumons, ne soit observable par les mêmes moyens. Les phlegmasies partielles, latentes, obscures des poumons méritent sous le rapport de l'origine de ces altérations une étude attentive. (*Voir les deux tableaux qui terminent la brochure.*)

Tout porte à croire également, que le ramollissement spontané des altérations formées au sein des organes par l'effet du temps, est lui-même dû à des réactions chimiques intérieures, analogues à celles dont nous nous occupons.

Le célèbre professeur Chaussier qui, à l'exemple de Spallanzani, avait étudié les effets dissolvants du suc gastrique, et les perforations spontanées de l'estomac, qu'on leur a attribuées; Chaussier, dis-je, admettait le développement ou la sécrétion de dissolvants au sein même des organes. Il admettait que de même que les os, la corne, sont rongés, corrodés dans l'estomac par les acides chlorhydriques ou acétiques qui s'y développent par la présence de ces corps; de même au sein des tissus, des menstrues analogues favorisent la dissolution des corps étrangers qui s'y introduisent. Ne peut-on comparer le ramollissement des tubercules, des indurations, des encéphaloïdes; même les mortifications qui surviennent quelquefois dans ces cas, non pas seulement à la réaction qui survient à la longue entre les éléments qui constituent les altérations ; mais bien aussi à l'action sur ces aggrégats des sels du sang ou des alcalis du sang incessamment appellés vers ces altérations par l'effet de l'excitation, de la subirritation ou de l'irritation qu'ils produisent ? Ces éléments de dissolution pénètrent insensiblement au travers des kystes, véritables enveloppes protectrices des tissus, mais aussi travail préparatoire, et voie d'isolement des produits organiques non suceptibles d'une immédiate résorption.

Loin de moi, la prétention de vouloir signaler les alcalis et les sels alcalins comme exclusifs de tous autres moyens. Suivant les phénomènes morbides, il est indispensable d'opposer les agents reconnus contraires à leur manifestation.

C'est, en effet, par l'axiome de *contraria contrariis curantur*, qu'il me paraît convenable de procéder. Les *similia similibus* ne me semblent nullement applicables.

Divers genres de traitements existents, savoir : le *traitement perturbateur* ou abortif : le *traitement antiphlogistique*, sédatif ou tempérant ; le *traitement tonique*, stimulant ou excitant ; le *traitement révulsif* ou dérivatif ; enfin le *traitement altérant*. Celui-là est choisi qui paraît s'appliquer spécialement au cas présent, à la situation actuelle du malade. Il y a plus, dans les affections pulmonaires, ces traitements doivent quelque fois être employés concurremment. Ils constituent alors le *traitement complexe* affecté au cas actuel.

Quelque soit au reste le caractère du traitement, suivant qu'il s'applique à la cause des altérations; à l'altération elle-même ou à la lésion ; puis à ses symptômes ou effets, il présente des modifications qu'il appartient aux praticiens de saisir.

Il n'entre point dans mon objet de signaler dans de plus grands détails les bases du traitement général des altérations pulmonaires. Je n'insisterai pas sur toute la ressemblance , j'ai presque dit *l'identité* qui se fait remarquer entre les altérations que développent les phlegmasies aiguës, chroniques ou obscures , mais surtout partielles et latentes des poumons; et les tubercules, granulations miliaires ou non miliaires, enkystées ou non enkystées , infiltrées ou en masses que les anatomo-pathologistes signalent. Là non plus qu'ailleurs, je ne puis admettre le *proles sine matre creata* de quelques pathologistes modernes; et comme l'illustre Broussais, je ne saurais reconnaître dans ces altérations si diverses, et pour le plus grand nombre des cas, que les suites ou les effets de *l'irritation , cette mère commune des produits anormaux.*

L'irritation n'est, en effet, *qu'une direction vicieuse imprimée aux affinités naturelles des éléments des organes.* C'est à détruire , à changer cette direction que le praticien doit s'attacher.

Je viens d'exposer en quelques mots les bases de la *médecine* à la fois *physiologique* et *chimique*, qui constitue le caractère actuel de la science, et marque le progrès nouveau qu'elle effectue. Un pas de plus est donc à faire en thérapeutique ; ce pas est celui du *traitement rationnel des alté-*

rations de texture des organes d'après les éléments chimiques qui les constituent.

Tout dit que ce traitement est possible et doit être couronné de succès. Appliqué aux affections organiques des poumons, appliqué au traitement de la phthisie pulmonaire en particulier, il est destiné à produire une véritable révolution dans nos idées. La curabilité de cette affection, si longtemps jugée au-dessus de toutes les ressources de l'art, serait sans doute un prodige.

Toutefois, il faut dans une question, appelée à d'aussi grands débats, faire la part des conditions individuelles de l'organisation primitive, et celle des altérations morbides elles-mêmes. Il faudrait certainement toujours désespérer de tenir à la vie celui que sa faiblesse constitutionnelle condamne à une mort certaine.

On peut juger, d'après cela, de l'importance des travaux chimiques qui ont pour but de fixer la composition et les propriétés des éléments immédiats des organes. Les médecins qui partiront des travaux des Thenard, des Gay-lussac, des Chevreuil, des Dumas, des Raspail, pour étudier les conditions des organes malades et les moyens de les modifier heureusement, verront s'ouvrir devant eux un immense horizon. Les succès sont au but de ces efforts.

Appliqué depuis quelques années à l'étude des altérations organiques des poumons, j'ai essayé l'application des données qui précèdent, et quelques imparfaits que soient encore les résultats obtenus, je ne désespère pas cependant d'arriver à quelque chose de satisfaisant.

Je serais heureux, si par le récit de quelques observations qui vont suivre , je pouvais donner une idée de mes recherches , et en même temps inspirer la conviction des bons effets qu'il faut se promettre du traitement des altérations organiques par les alcalis et les sels alcalins.

Les praticiens, en répétant ces essais chimiques, pourront s'assurer de l'efficacité de ces moyens, prudemment administrés. La plus douce, la plus belle récompense de l'homme de l'art est dans la certidude d'être utile.

PREMIÈRE OBSERVATION.

Observation de pleuropneumonite du côté droit. Oblitération totale du sommet et du milieu du poumon droit vidé totalement par l'émétique. Altération présumée : splénisation ou hépatisation rouge.

Dupuy, soldat au 34ᵉ régiment de ligne, né à Mereuil (Dordogne) et âgé de 27 ans, entra à l'hôpital militaire d'instruction de Strasbourg, le 18 avril 1839.

D'une forte constitution, d'un tempérament sanguin, il n'accusait aucune maladie antérieure à celle qui le forçait d'entrer dans l'établissement.

Depuis quatre jours il était atteint d'une pleuro-pneumonite droite des plus caractérisées. Le lendemain de sa garde, et sans cause connue, Dupuy avait été pris de fièvre ; peu de temps après il s'était déclaré de la toux, de la dyspnée, et un point douloureux sous le téton droit.

Son état, le jour de son arrivée, *le 18 avril*, était le suivant : décubitus sur le dos ; visage coloré et abattu ; œil calme ; intelligence entière ; réponses exactes ; voix nette ; langue naturelle ; toux rare ; crachats sanguinolants.

Le thorax se développe imparfaitement par l'inspiration. La percussion donne les résultats suivants : matité complète, absolue, sous la clavicule droite, sous l'aisselle droite et à la région dorsale supérieure droite ; moins absolue sous le téton droit. Sonoréité à gauche à toutes les régions.

L'auscultation fait reconnaître l'absence de toute respiration sous la clavicule droite ; trèsforte crépitation sous l'aisselle du même côté ; respiration à l'état normal du côté gauche ; cœur à l'état normal ; pouls développé et fébrile ; abdomen souple ; selles et urines comme à l'ordinaire ; peau moite.

Prescription : diète ; infusion pectorale miellée ; deux potions gommeuses ; saignée de 16 onces au bras ; le sang tiré est couenneux.

19 *avril :* même état , matité au même degré ; pouls moins développé. *Prescription :* même boissons et potions ; deuxième saignée de 12 onces. Le soir lavement laxatif.

20 *avril :* moiteur générale ; douleur vive sous le téton droit. *Prescription :* petit lait et infusion pectorale miellée ; deux potions gommeuses ; troisième saignée de 12 onces, non couenneuse.

21 *avril :* sommeil meilleur ; douleur au-dessous et derrière le téton droit ; matité moindre ; pouls tendu, accéléré, vif (membraneux). *Prescription :* quatrième saignée de 8 onces ; sang de nouveau couenneux ; mêmes boissons et potions que le jour précédent ; vingt-cinq sang-sues au point douloureux.

22 *avril :* douleur de côté disparue ; persistance de la matité ; crachats devenus muqueux. *Prescription :* infusion pectorale édulcorée ; deux potions avec deux décigrammes d'émétique pour

chacune d'elles. — Ces potions émétisées n'excitent aucuu dégoût.

A partir du 23 *avril*, continuation des potions émétisées jusqu'au commencement du mois de mai suivant, époque à laquelle la respiration avait insensiblement repris sa liberté.

Dès le 23 *avril* quelques aliments avaient été donnés ; pommes cuites d'abord, puis crême de riz, puis soupe au lait, etc.

Le 16 *mai* : état moral excellent ; visage ouvert ; respiration libre de toute part et à l'état normal. Sonoréité parfaite en tous sens. Du côté droit, respiration vésiculaire, directe, sans frottement. Du côté gauche, respiration bruyante avec frottement léger.

Prescription : m. légumes ; infusion pectorale ; potion gommeuse.

18 *mai* : Dupuy étant aux trois quarts, quitte l'hôpital pour aller dans son pays.

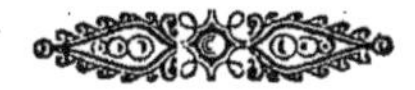

RÉFLEXIONS.

L'observation qui précède nous paraît digne de remarque sous plus d'un rapport. Elle signale d'abord un état extrêmement grave du poumon droit.

Comment admettre une matité aussi complète que celle qui frappa tous les assistants, et qui subsistait encore après quatre saignées sans reconnaître une altération grave du poumon? Qui dira, si dans un état d'oblitération pareil de presque toute la moitié supérieure du poumon droit, c'était une simple stase ou engouement du sang, plutôt qu'une véritable coagulation ou splénisation commencée ?

La stase se dissipe comme la congestion, par les évacuations sanguines et l'exercice de l'organe. Le sang n'est alors qu'accumulé dans les vaisseaux.

En les dégorgeant, on facilite la circulation de celui qui reste. L'inspiration et l'expiration y concourent.

Mais ici le cas était bien différent. Il y avait bien eu diminution de la matité et perméabilité de l'air dans les parties avoisinant toute la moitié supérieure et antérieure du poumon droit. Mais le centre de cette partie avait été tellement pénétré de sang, que ce fluide s'était en quelque sorte incorporé dans l'organe.

Il est extrêmement rare, que, dans ces cas, si l'affection n'est vigoureusement combattue, il ne reste point d'altération organique.

L'émétique employé dans ce cas a produit l'heureux effet qu'il produit toujours quand l'estomac peut le supporter, celui d'attaquer directement l'altération commencée, et d'en favoriser la résolution. On ne peut douter un seul instant que Dupuy ne doive sa guérison à ce médicament, dont l'action dans des cas de ce genre, a pour ainsi dire une certitude mathématique.

Le cas que je rapporte ici n'est qu'un exemple au milieu du grand nombre de cas pareils, dans lesquels le même succès a été obtenu.

Dans le 1er trimestre de 1839, à Metz, il n'y eut pas un cas de pneumonite ou de pleuro-pneumonite, qui n'ait été guéri complètement par le double traitement, d'abord anti-phlogistique, puis altérant à l'aide de l'émétique ou tartrate de potasse et d'antimoine. Le régistre des observations cliniques dudit hôpital, tenu alors par M. le docteur Menestrel en fait foi.

Il faut bien l'avouer, en effet, les *noyaux d'engorgement* qui restent à la suite des phlegmasies pulmonaires, sont ce qu'il y a de plus pernicieux. Sous une apparence de guérison, le malade cache l'aiguillon fatal qui doit un jour l'entraîner.

Or, par quel moyen arracher cette épine fatale, sinon par l'émétique, sel alcalin qui paraît céder facilement ses éléments.

Les saignées générales, les révulsifs locaux ou éloignés sur le canal digestif ou sur les membres, les tempérants ou les excitants, sont bien loins d'avoir sur ces lésions si dangereuses, l'action directe de l'émétique.

Reconnaissons donc l'indispensable nécessité de l'emploi habituel d'un moyen qui promet de si beaux résultats.

DEUXIÈME OBSERVATION.

Bronchite ; Hémoptysie ; altérations dans tout le poumon droit, combattues avec succès par le sous-carbonate de potasse et le sulfure de potasse.

Poirier, canonnier au 1er régiment d'artillerie,

né à Longué (Maine-et-Loire), âgé de 25 ans, d'une forte constitution, d'un tempérament cellulaire dit *lymphatique*, entra à l'hôpital militaire d'instruction de Strasbourg, le 5 mai 1839.

Depuis trois ans au corps, il avait eu des maux de gorge et de la diarrhée. Malgré sa large poitrine, ses cheveux noirs et sa peau hâlée, il portait cependant l'empreinte du délabrement produit par une maladie qui avait huit mois d'existence. Elle avait commencé en janvier 1839.

D'abord enrhumé, Poirier fut ensuite pris au mois de février d'une hémoptysie qui dura quinze jours. La toux déterminait le crachement de sang qui était abondant, et s'accompagnait de points de côté à droite et à gauche.

Depuis cette hémoptysie Poirier resta toujours souffrant.

Le jour de son entrée il avait le visage calme ; tous les sens intègres ; le sommeil bon, la langue belle, bon appétit, des selles et des urines naturelles, point de fièvre, la peau sèche et d'une chaleur normale. Mais la poitrine était douloureuse. Un râle muqueux existait du côté droit. L'exercice était possible et le malade en prenait avec modération.

Poirier fut mis à l'usage des gommeux. Un vésicatoire au bras droit fut appliqué et entretenu. Le quart d'aliments lui fut donné.

Le 26 mai, exploration du thorax qui fait reconnaître du râle crépitant à grosses bulles dans la région dorsale droite toute entière, dans les régions sous-claviculaires, sous-axillaire et sous-mammaires droites, avec *hoquet bronchique* de temps à autre. L'expectoration est muqueuse. Le cœur est à l'état normal ainsi que les autres organes.

Prescription : m. le matin, q. le soir, riz-lait, eau gommeuse, deux potions gommeuses avec addition d'un décigramme de sous-carbonate de potasse.

Le sous-carbonate de potasse fut ensuite continué tous les jours et augmenté graduellement jusqu'au 12 juillet, de la manière suivante :

Le 1er juin — 2 potions à 2 décigrammes.
Le 11 juin — 2 potions à 3 décigrammes.
Le 22 juin — 2 potions à 4 décigrammes.
Le 5 juillet — 2 potions à 6 décigrammes.
Le 9 juillet — 2 potions à 1 gramme chaque.

Or, voici l'état habituel de Poirier : tant qu'il tient le lit, il ne souffre nullement. Levé, et se livrant à la marche, la dyspnée se montre, et il est vite fatigué. Mais bientôt il se fit un changement favorable sous ce rapport. La marche devint libre et facile.

Dès le 12 juin, la crépitation à grosses bulles du poumon droit diminuait. Le poumon gauche était totalement libre. Les crachats étaient toujours muqueux.

Le 22 juin, état on ne peut plus satisfaisant. Le malade se réjouit. Il se promène sans souffrir et sans être gêné. L'exploration du thorax donne les résultats suivants :

CÔTÉ DROIT (malade) :

Régions sous-claviculaire, sous-mammaire, sous-axillaire, sonoréité complète ;

arrivée libre de l'air avec frottement léger.

Région dorsale supérieure, son mat, sous crépitation.

Région dorsale inférieure, demi-matité, sous crépitation.

CÔTÉ GAUCHE. (côté sain).

Sonoréité parfaite en tout sens ; expansion pulmonaire complète ; souffle respiratoire doux et enveloppant l'oreille toute entière (état tout-à-fait normal).

Le 5 juillet, très-faible crépitation au niveau du bord postérieur du poumon droit et vers son sommet.

Le 12 juillet, la tisane alcaline pure [1] est ajoutée aux potions à 1 gramme de sous-carbonate de potasse pour hâter la solution de l'état pulmonaire. Le malade se plaint beaucoup d'une vive démangeaison que lui occasionnent des dartres aux deux poignets et au ventre. Le vésicatoire du bras droit suppure abondamment.

Le 17 juillet, il ne subsiste plus qu'un faible reste de crépitation dans le poumon droit. Celle-ci est resserrée dans un espace assez étroit. Ailleurs il y a un frottement léger. Du reste bon sommeil, bon appétit, exercice facile et libre ; physionomie meilleure. Teint de la face revenu à l'état naturel, toujours pouls calme, peau fraîche.

Le 19 juillet, Poirier ne peut plus boire de ti-

1) Huit grammes de sous carbonate de potasse dans un litre d'eau.

sane alcaline pure. Elle excite le dévoiement ;
elle est remplacée par l'eau gommeuse alcaline. [1]

Le 24 juillet, même état, même prescription.

Le 27 juillet, Poirier est dégouté de ses boissons et potions. Il a du vaincre sa répugnance
longtemps pour les prendre. Elles sont suspendues
et remplacées par l'infusion de lierre terrestre
édulcorée et par des potions avec la même infusion.

Le 3o juillet, l'exploration du thorax fait reconnaître que la faible crépitation subsistante,
qui, dans le principe, occupait tout le poumon
droit, est actuellement bornée au sommet de
l'organe. L'expansion là est modérée, tandis qu'ailleurs elle est entière et complète. Du côté gauche
un peu de crépitation se fait entendre sous l'aisselle gauche.

Des potions gommeuses opiacées à 3 centi-
grammes d'extrait aqueux d'opium, sont prescrites
pour calmer la toux du malade, qui reparaissait.

Le 1er août, 2 potions avec 1 décigramme de
sulfure de potasse dans chacune, sont prescrites
à Poirier, dont les dartres des poignets ne sont
pas encore disparues.

Le 3 août, les potions sont portées à 2 décigrammes de sulfure chacune.

Le 11 août, Poirier jouissait d'un bon sommeil.
Sa physionomie était bonne, son état moral excellent ; ses crachats rares étaient muqueux et
puriformes ; sa poitrine explorée se développait
avec facilité et en tous sens. Les régions dorsales

1) Huit grammes de sous carbonate de potasse dans eau gommeuse
un litre.

supérieure et inférieure droites seules présentaient avec la sonoréité, l'expansion pulmonaire, une faible crépitation. Partout ailleurs, il y avait sonoréité complète, expansion grande et bruit normal.

L'érythème furfuracé du thorax et des poignets avait laissé de faibles traces qui consistaient en tâches rouges très-pâles avec aspect furfuracé.

Le 20 août 1839, Poirier, réformé, est rentré dans ses foyers dans l'état le plus satisfaisant.

RÉFLEXIONS.

Qui pourrait douter que dans tout le poumon droit de Poirier, malade depuis huit mois, atteint d'hémoptysie en février 1839, il n'y eut des altérations graves ?

La matité, la crépitation existante et si persévérante ; la dyspnée par l'effet de la marche ; le caractère des crachats, l'altération des traits, tout annonçait que tel était, en effet, l'état fâcheux de cet artilleur.

Mais quelle était la nature précise de l'altération développée ? Était-ce une simple altération des bronches, occupant les divisions de l'arbre aërifère, ou bien était-ce une affection des vésicules pulmonaires, ou du tissu inter-vésiculaire ou inter-lobulaire ?

La matité observée exclut d'une part, l'idée

d'une simple altération bronchique, et d'une autre part l'expansion facile et assez grande du poumon s'oppose à l'idée de considérer l'altération comme exclusivement vésiculaire. Là où les vésicules sont toutes envahies, l'air ne peut pénétrer ; tout semble donc annoncer qu'il y avait chez Poirier une altération inter-vésiculaire, ou vésiculaire mais pas assez générale pour s'opposer au développement du poumon. Cette altération était probablement la suite d'une bronchite dartreuse.

En effet, l'existence d'une éruption herpétique extérieure, aux poignets, sur l'abdomen ; l'aspect furfuracé de la peau, pouvait mettre sur la voie de la nature et de l'origine de l'altération développée.

Cette circonstance pouvait faire penser que les divisions des bronches présentaient la répétition de cet état herpétique.

Cependant une irritation chronique qui aurait siégé, seulement ou exclusivement, dans les divisions des bronches et occupant un poumon tout entier, est une chose si rare, que son admission est bien difficile. Presque toujours, en effet, une crépitation d'une telle étendue, dépend de l'affection des vésicules ou des lobes pulmonaires, affection qui se dissémine, qui se répand dans tout le tissu pulmonaire avec une grande facilité. L'analogie d'état des vésicules fait que l'on voit souvent l'affection de l'une gagner l'autre, et de proche en proche envahir un poumon tout entier. Les nécropsies démontrent cette propagation de la manière la plus positive.

Or, on sait que toute altération vésiculaire,

quand elle n'embrasse pas toutes les vésicules d'un lobule ou d'un lobe, n'exclut point l'expansion du poumon dans l'inspiration. Elle sollicite toutefois une sécrétion bronchique persévérante, en quelque sorte dérivative, qui concourt à produire la crépitation observée.

De sorte que, si l'on admettait d'une part que l'affection herpétique des bronches fut primitive, il serait difficile de ne pas admettre aussi que les vésicules pulmonaires n'eussent été ensuite grandement atteintes, en raison de l'extrême facilité avec laquelle l'irritation se propage des unes aux autres.

Et, d'une autre part, si l'on admettait contre toute probabilité que l'affection vésiculaire eut précédé, il y aurait toujours eu excitation ou irritation sécrétoire légère des bronches voisines dans les points correspondants aux altérations.

Quoiqu'il en soit, n'est-il pas satisfaisant de voir par l'influence du traitement opiniâtrement suivi, le poumon droit malade devenir presque tout-à-fait libre. Nul doute que s'il eut été possible de continuer plus longtemps les soins donnés, on n'eut obtenu une guérison absolue ou complète.

Ici les saignées, soit générales, soit locales, n'eussent conduit à rien. Le calme si grand du pouls, l'absence de toute turgescence, de toute irritation prononcée, excluait évidemment l'emploi de tels moyens.

TROISIÈME OBSERVATION.

Bronchite antérieure ; hémoptysie ; altérations pulmonaires ; guérison complète par les potions alcalines.

Grandjean, du 34ᵉ régiment de ligne, né à Singling (Moselle), âgé de 25 ans, remplaçant ; depuis quatre ans au service militaire ; grêle, nerveux, plein de vivacité et de pétulance, couvert de taches de rousseur, entra à l'hôpital militaire d'instruction de Strasbourg, le 7 août 1839.

L'hiver dernier il avait été enrhumé. Trois jours avant son entrée à l'hôpital, il avait été pris d'une douleur sous le téton gauche, avec crachats sanguinolents.

8 *août* : bon sommeil ; physionomie vive, expressive ; langue naturelle ; crachats sanguinolents ; poitrine uniformément développée dans l'inspiration. Exploration du thorax :

CÔTÉ DROIT ;

Région sous-claviculaire : sonoréité ; expansion modérée ; hoquet bronchique ;

Région sous-mammaire : sonoréité ; expansion modérée ; bruit normal ;

Région sous-axillaire : sonoréité ; expansion modérée ; très-léger hoquet bronchique ;

Région dorsale supérieure : sonoréité ; expansion faible ; léger bruit de rape ;

Région dorsale inférieure : sonoréité ; expansion faible ; hoquet bronchique léger ;

Région hypochondriaque droite : sonoréité ; expansion faible ; bruit normal.

CÔTÉ GAUCHE ;

Région sous-claviculaire : sonoréité ; expansion modérée ; hoquet bronchique ;

Région sous-mammaire : sonoréité ; battements du cœur forts ; hoquet bronchique lointain ;

Région sous-axillaire : sonoréité ; expansion ; bruit normal ;

Région dorsale supérieure : sonoréité ; expansion modérée ; hoquet bronchique ; semi gargouillement ;

Région dorsale inférieure : sonoréité ; expansion modérée ; ronflement léger.

Du reste, selles, urines, peau naturelles ; pouls développé, accéléré et vif.

Prescription : diète ; saignée du bras de douze onces ; eau gommeuse, deux loochs.

Le sang tiré est recouvert d'une couenne épaisse d'une demie ligne, toute fibrineuse ; le caillot est racoquillé, par l'effet de la rétraction de la couenne vers ses bords.

9 *août.* Amélioration ; calme ; bon sommeil ; langue saburrhale ; peau naturelle ; *prescription :* diète ; infusion de séné laxative le matin ; looch le soir.

11 *août.* Sommeil excellent ; physionomie radieuse ; peau fraîche ; langue naturelle ; pouls développé et faiblement accéléré. Exploration du thorax :

CÔTÉ DROIT;

Région sous-claviculaire: grande sonoréité; expansion faible; léger bruit sibilant;

Région sous-mammaire: sonoréité; expansion faible; bruit sibilant;

Région - sous-axillaire: sonoréité; expansion faible; sibilation;

Région dorsale supérieure droite: sonoréité; expansion faible; bruit sibilant;

Région dorsale inférieure: sonoréité; expansion faible; sibilation;

Région hypochondriaque: rien de particulier.

CÔTÉ GAUCHE;

Région sous-claviculaire: sonoréité, expansion; ronflement en tout sens;

Région sous-mammaire: cœur à l'état normal; forts battements;

Région - sous-axillaire: sonoréité; expansion faible; ronflement;

Région dorsale supérieure: sonoréité; expansion; hoquet bronchique;

Région dorsale inférieure: sonoréité; expansion; léger bruit sibilant;

Région hypochondriaque gauche: sonoréité; expansion; très-léger hoquet bronchique.

A partir du 11 août, jour de cette exploration, Grandjean reçut des aliments; d'abord la soupe et du riz lait; puis quelques aliments de plus. Il fut mis à l'usage de la solution de potasse[1]), d'abord à la dose de 20 gouttes, puis de 25 et 30 gouttes

______

1) Une partie de potasse pure, sur neuf parties d'eau.

pour chacune des deux potions gommeuses prescrites tous les jours.

Le 20, les potions gommeuses-alcalines furent interrompues. Le malade se sentit si bien, qu'il ne voulait plus rien prendre.

Le 25 *août*. Bonne physionomie, regard vif, toujours animé, grande vivacité, sommeil complet, langue naturelle.

L'exploration du thorax donne des résultats extrêmement satisfaisants: sonoréité, expansion complète et bruit normal partout, excepté sous la clavicule gauche, où se montre, à la suite du bruit respiratoire-normal, un léger ronflement.

Le 27 *août*. Sa guérison étant complète, il sortit de l'hôpital avec une exemption de service de quinze jours.

RÉFLEXIONS.

L'avantage de combattre les altérations pulmonaires à leur état naissant, est incontestable. Si l'émétique produit de si merveilleux effets dans les pneumonites, il ne faut l'attribuer qu'à cette précieuse circonstance, son action au moment même où les altérations se forment. Aussi faut-il donner tous ses soins pour saisir le moment où les affections aiguës perdent de leur acuité, et où les altérations pulmonaires ont de la tendance à se produire.

C'est dans cette période, qui succède aux congestions, aux hémoptysies, aux irritations bronchiques, à la période d'irritation des pneumo-

nites, qu'apparaissent toutes les altérations organiques, si difficiles à détruire ensuite.

Le hoquet bronchique, la sibilation, le ronflement appartiennent à l'embarras des bronches
et à leur altération.

Le hoquet bronchique, en particulier, est dans
certains cas pour les petites cavernes, ce qu'est
le gargouillement pour les grandes. Dans le cas
actuel, il ne paraissait se rapporter qu'à l'ob-
struction de quelques bronches. Mais le bruit de
râpe annonçait des altérations voisines des portions
vibrantes.

Quoiqu'il en soit, la solution de potasse, em-
ployée après une évacuation sanguine générale,
a produit tout l'effet qu'il était possible d'espérer,
une guérison complète.

Peut-être que l'émétique ne jouit de son efficacité dans les pneumonites, qu'en raison de la facilité avec laquelle il cède la potasse qu'il contient.
On sait que les sels végétaux sont en général susceptibles d'une facile décomposition. L'émétique
jouit au plus haut degré de cette propriété. On
sait que la moindre circonstance suffit, dans les
mixtures, où il est introduit, pour entraîner ce
résultat.

La potasse donnée pure dans le cas actuel, re-
produisait la forme la plus pénétrante, sous laquelle les alcalis pussent être administrés. A ce
titre, elle a pu avoir plus de succès que les sels
de potasse eux-mêmes.

Je ne terminerai point sans faire remarquer,
que Grandjean nous a présenté la confirmation
d'un fait important; que l'hémoptysie naît souvent

chez des sujets chez lesquels le cœur est très actif, et qui présentent un système nerveux trop irritable. Comment admettre, que le sujet qui sert de texte à nos réflexions puisse éviter une -nouvelle hémoptysie sans les plus grandes précautions? Plein de vivacité et de pétulance, son cœur énergique brisera au premier moment, s'il n'y prend garde (ainsi que nous le lui avons expréssement fait connaître), le faible obstacle que lui oppose le tissu pulmonaire. ¹)

QUATRIÈME OBSERVATION.

Bronchite et hémoptysie suivies de pneumonite chronique et d'altérations pulmonaires, avec ascite et anasarque commençantes. Améliorations par le traitement alcalin. Réflexions sur la solubilité des caillots fibrineux du cœur par les alcalis.

Patouillard, remplaçant au 34ᵉ régiment de ligne, né à Franoy (Jura), âgé de 22 ans, d'une forte constitution, d'un tempérament cellulaire dit *lymphatique*, autrefois maréchal-ferrand, entra à l'hôpital militaire d'instruction de Strasbourg, le 23 août 1839.

Il y avait alors six mois qu'il était malade. D'abord atteint de bronchite, il fut ensuite pris d'hémoptysie.

Dès son entrée son visage était jaunâtre et pâle, ainsi que sa peau. Une infiltration légère existait partout dans le tissu cellulaire sous-cutané. Mais

¹) Ce jeune homme a rechuté, et il est arrivé à l'hôpital depuis sa sortie dans un état fâcheux, ce qui du reste ne peut rien changer aux détails de sa première maladie.

il y avait en outre de la dyspnée et un gonflement de l'abdomen avec fluctuation qui signalait une collection séreuse dans le péritoine.

Une saignée du bras fut pratiquée.

Le 25 *août*, dix sangsues furent appliquées au milieu du sternum; avec la diète prescrite jusqu'alors, on donna deux loochs nitrés à 3 décigrammes d'azotate de potasse pour chacun d'eux.

Le 26 *août*. Décubitus possible à volonté; visage toujours jaunâtre; teint toujours jaunâtre des sclérotiques; crachats d'un rouge obscur. Leur couleur est attribuée à l'état saignant des gencives. Faible développement du thorax dans l'inspiration. Toux muqueuse, crépitante, avec brisement de l'air dans les bronches. L'exploration du thorax donne les résultats suivants :

CÔTÉ DROIT ;

Région sous-claviculaire : sonoréité; expansion faible; frottement rapeux.

Région sous-mammaire : sonoréité; expansion faible; bruit normal.

Région sous-axillaire : sonoréité; expansion; bruit normal.

Région dorsale supérieure : sonoréité; expansion faible; frottement rapeux et sibilation légère.

Région dorsale inférieure : sonoréité; expansion faible; frottement rapeux.

Région hypochondriaque : rien de particulier.

CÔTÉ GAUCHE;

Région sous claviculaire : sonoréité; faible expansion; respiration normale.

Région sous - mammaire : sonoréité cardiaque; battement du cœur accéléré; bruit de rape au deuxième temps.

Région sous - axillaire : sonoréité; expansion bruit normal.

Région dorsale supérieure : sonoréité; expansion faible; frottement rapeux léger.

Région dorsale inférieure: sonoréité; expansion faible; frottement rapeux léger.

Région hypochondriaque: rien de particulier.

Ventre légèrement gonflé, moins toutefois que les jours précédents; fluctuation à peine perceptible; urines faciles; deux selles.

Prescription: crême de riz, tisane de chiendent à 6 décigrammes de nitrate de potasse, 2 potions gommeuses à 15 gouttes de la solution de potasse.

Le 30 *août*, même état; *prescription :* soupe, riz-lait, deux potions à 30 gouttes de la solution de potasse.

Le 31. L'ausculation du cœur donne pour résultat un changement dans le bruit qui existait le premier jour de l'arrivée du malade; au lieu du bruit de rape au deuxième temps, qui avait été bien distinctement et nombre de fois entendu, on entend un bruit confus, analogue au soufle, dès le premier temps. Au deuxième temps on n'entend rien.

Le 1ᵉʳ *septembre.* Bon sommeil; physionomie toujours jaunâtre, langue toujours naturelle; toux rare, muqueuse, fatiguante; crachats pelotonnés d'un blanc jaunâtre, surnageant le liquide au milieu duquel ils sont.

Exploration du thorax :

CÔTÉ DROIT ;

Région sous-claviculaire : sonoréité ; expansion ; bruit normal.

Région sous-mammaire : sonoréité ; expansion ; bruit normal.

Région sous-axillaire : sonoréité ; expansion ; bruit normal.

Région dorsale supérieure : sonoréité ; expansion modérée ; bruit rapeux.

Région dorsale inférieure : sonoréité ; expansion modérée ; bruit rapeux.

CÔTÉ GAUCHE ;

Région sous-claviculaire : sonoréité ; expansion ; bruit normal.

Région sous-mammaire : cœur calme ; souffle au premier temps.

Région sous-axillaire : sonoréité ; expansion ; frottement. ')

Région dorsale supérieure : sonoréité ; expansion faible ; bruit normal.

Région dorsale inférieure : sonoréité ; expansion modérée ; bruit normal.

Pouls fréquent, régulier, sans développement, légèrement tendu ; abdomen gonflé, rénittent, sensible au toucher ; sonoréité à la percussion.

Prescription : soupe, riz-lait, chiendent nitré à 1 gramme, 2 potions gommeuses à 30 gouttes de la

(1) Ce mot, chaque fois qu'il est prononcé dans cet écrit, n'exprime que le frottement de l'air dans les bronches. Il ne s'applique point au bruit produit par le frottement des plèvres l'une contre l'autre. Dans ce dernier cas je me sers des mots de *frottement ascendant* et *descendant*, sous lesquels Laënnec a d'abord désigné le phénomène.

solution de potasse ; vésicatoire au bras gauche ; axonge trente grammes avec camphre 1 décigramme pour frictionner le thorax.

.7 *septembre* 1839. Toujours faible dilatation du thorax dans l'inspiration ; toujours léger gonflement du ventre et son tympanique ; battement modéré du tronc opisto-gastrique ; pouls calme, régulier , peu développé ; selles et urines naturelles.

Exploration du thorax :

CÔTÉ DROIT ;

>*Région sous-claviculaire* : sonoréité ; expansion ; bruit normal ;
>
>*Région sous-mammaire* : sonoréité ; expansion ; bruit normal ;
>
>*Région sous-axillaire* : sonoréité ; expansion ; bruit normal ;
>
>*Région dorsale supérieure* : sonoréité ; expansion ; bruit normal ;
>
>*Région dorsale inférieure* : sonoréité faible ; expansion faible ; crépitation légère ;
>
>*Région hypochondriaque* : sonoréité faible ; expansion ; bruit normal ;

CÔTÉ GAUCHE ;

>*Région sous-claviculaire* : sonoréité ; expansion ; bruit normal ;
>
>*Région sous-mammaire* : sonoréité ; cœur : bruit de souffle léger au 1er temps ;
>
>*Région sous-axillaire* : sonoréité ; expansion ; bruit normal ;
>
>*Région dorsale supérieure* : sonoréité , expansion ; bruit normal ;

> *Région dorsale inférieure* : sonoréité ; ex-
> pansion; bruit normal ;
> *Région hypochondriaque* : sonoréité; ex-
> pansion faible; respiration faible.

Mêmes prescriptions que les jours précédents.

Le 9 septembre. Patouillard, réformé, est parti pour rentrer dans ses foyers.

RÉFLEXIONS.

Ce fait est un nouvel exemple des bons effets d'un traitement rationnel et altérant chez les sujets atteints d'affection pulmonaire grave.

L'irritation pulmonaire et l'hémoptysie, qui avaient précédé l'entrée de Patouillard à l'hôpital, expliquent les altérations pulmonaires existan-tes. La congestion qui s'était manisfestée résul-tait de l'embarras circulatoire développé dans les poumons, et donnait elle-même naissance à l'in-filtration générale et à l'ascite. On sait que tout obstacle à la circulation pulmonaire, comme celui qui procède de l'état du cœur, peut rendre difficile la circulation veineuse, et entraîner par suite l'hydropisie.

Aussi cette foule d'œdèmes et d'accumulations séreuses qui sont observés si souvent, comme complication des affections pulmonaires, ne sont-ils le plus souvent causés que par cette succes-sion de phénomènes que nous venons d'indiquer.

Mais dans le cas présent, la cause spéciale d'infiltration était surtout un obstacle à la libre circulation cardiaque. L'embarras observé aux orifices aortique et pulmonaire, ainsi qu'aux orifices oriculo-ventriculaires, était incontestable. Le bruit de rape, qui a été observé, se montre d'abord au 2° temps; puis du soufle est noté au 1er temps. Ainsi les deux ouvertures des ventricules paraissent avoir été toutes deux intéressées. Tout semble dire que c'était au ventricule droit que siégeait probablement l'altération cardiaque observée. Car, c'est surtout l'embarras de la circulation dans le côté droit, qui fait naître l'infiltration, et qui se lie le plus souvent aussi comme phénomène consécutif aux altérations pulmonaires. Mais comment expliquer ce changement observé dans le bruit du coeur, bruit de rape au 2° temps d'abord, puis de soufle au 1er temps?

On sait que des deux bruits du coeur, le premier clair, brusque, subit, est dû à l'arrivée subite du sang dans les ventricules, et à son brisement sur les parois de ces cavités qui viennent de se vider par leur contraction antérieure. La clarté et l'exiguité du son développé témoignent du peu d'étendue de la cavité, comme du peu d'épaisseur ou de la liberté des parois qui reçoivent ce choc.

Le deuxième temps (systole) est marqué par un bruit sourd et prolongé. Ce bruit résulte de la contraction plus ou moins prolongée des ventricules, chassant dans l'aorte et l'artère pulmonaire une masse de sang, qui ne peut s'échapper à la fois toute entière, et dont la projection a donc besoin de se continuer quelque temps. Cette masse

peut être grande ou petite. Grande, le bruit est prolongé; petite, celui-ci constitue une secousse. La vivacité de la contraction peut, en outre, donner lieu
à un bruit clair, qui peut faire prendre le change.

Il peut alors se faire que les deux bruits du
cœur soient clairs avec des nuances faibles, ainsi
que je l'ai maintes fois entendu.

Le pouls à l'état normal correspond toujours
dans ses pulsations à la diastole des ventricules ou
au 1er temps. En même temps que le sang afflue
dans le ventricule, il afflue aussi dans la radiale,
qui se soulève en même temps.

Pour expliquer chez Patouillard le bruit de
rape au 2e temps, suivi du bruit de soufle au 1er,
il faut admettre une altération à l'orifice de l'ar-
tere pulmonaire, qui aurait fait place à une altération de l'orifice oriculo-ventriculaire droit.

Ce changement pourrait s'expliquer par la formation d'un caillot fibrineux, ou par l'existence
de parcelles de fibrine enchassées dans les inéga-
lités de l'origine de l'artère pulmonaire, auxquelles
aurait succédé un enchevêtrement pareil pour
les valvules tricuspides.

L'exemple des polypes du cœur qui n'étaient
que des caillots fibrineux de l'organe, rend probable ce genre d'obstacle pour le cœur. Suscep-
tible de disparaître par l'action des médicaments
qui modifient la fluidité du sang, il serait possible
que les alcalis administrés dans ces circonstances
produisissent d'heureux résultats.

L'étude et le traitement des affections du cœur
demande donc de nouveaux efforts, d'autant mieux
que pour les maladies organiques du cœur elles-

mêmes, cet emploi rationnel et prudent des alcalis doit aussi être considéré comme extrêmement
important.

Revenant à Patouillard, je dirai qu'à sa sortie,
malgré son court séjour à l'hôpital, il était dans
un état d'amélioration satisfaisant. La respiration
était plus libre, l'infiltration disparaissait, ainsi
que l'ascite.

CINQUIÈME OBSERVATION.

Bronchite et pneumonite chronique ancienne; me-
nignite chronique; abcès à la nuque; traitement
antiphlogistique, puis emploi des alkalis. État
de guérison presque complet; renvoi dans ses
foyers.

Poirier, du 34ᵉ régiment de ligne, né à St.-Barban
(Haute-Vienne), âgé de 23 ans, d'une forte cón-
stitution, et d'un tempérament cellulo-sanguin;
charpentier, au service militaire depuis 18 mois,
entra à l'hôpital militaire d'instruction de Strasbourg le 29 juillet 1839.

Malade depuis deux ans, il avait été arrêté dans
son service par des bronchites répétées. Depuis huit
jours il avait été pris d'accès fébriles et d'un abcès
à la nuque ayant la grosseur d'un œuf de poule.

L'aspect de Poirier lors de son entrée à l'hôpital,
signalait en lui l'existence d'un état encéphalique
bien grave. Son visage était coloré; son regard était
celui des affections encéphaliques, c'est-à-dire que

la paupière supérieure se tenait continuellement abaissée sur le globe de l'œil. Il y avait non pas somnolence, mais cette tendance à la somnolence et ce manque d'expression, qui caractérise les meningites chroniques et les congestions encé-phaliques faibles et permanentes.

Avec cela il y avait dégoût, dyspnée légère mais continuelle ; vacillations dans les mouvements ; tendance à ne pas quitter le lit. L'abcès du col était d'ailleurs une cause de souffrance de tous les instants.

Un traitement antiphlogistique, tempérant, et des révulsifs sur les extrémités inférieures, furent employés. Un vésicatoire fut appliqué sur le bras gauche et entretenu.

Le 14 août, l'abcès de la nuque était guéri. La face était moins colorée ; les crachats étaient pu-riformes, la toux peu fréquente et ordinairement sèche. L'exploration du thorax donnait les résultats suivants :

CÔTÉ DROIT :

Région sous claviculaire : sonoréité, ex-pansion faible, crépitation à grosses bulles, hoquet bronchique.

Région sous-mammaire : sonoréité, expan-sion faible, sibilation, bruit de gargouil-lement.

Région sous-axillaire : sonoréité, expan-sion modérée, sibilation, gargouille-ment.

Région dorsale supérieure : sonoréité, faible expansion, bruit de rape.

Région dorsale inférieure : sonoréité, expansion faible, sibilation.

Région hypochondriaque droite : rien de particulier.

CÔTÉ GAUCHE ;

Région sous-claviculaire : sonoréité, expansion faible, respiration sibilante et hoquet bronchique.

Région sous-mammaire gauche : sonoréité, expansion faible, crépitation à grosses bulles, hoquet bronchique.

Région sous-axillaire : même phénomène que pour la région sous-claviculaire du même côté.

Région dorsale supérieure : sonoréité, faible expansion , bruit de râpe.

Région dorsale inférieure : sonoréité , expansion très-faible , bruit respiratoire presque nul.

Région hypochondriaque : rien de particulier.

Pouls fréquent, sans développement ni vivacité, faiblesse générale, et toutefois exercice, selles et urines naturelles.

Prescription : quart; riz-lait, infusion pectorale édulcorée ; deux potions gommeuses avec vingt gouttes de la solution de potasse.

26 *août.* Sommeil excellent, physionomie ouverte, regard naturel, peau sèche et écailleuse, langue grise, toux rare, crachats muqueux ; poitrine se développant en tout sens dans l'inspiration; par l'auscultation on reconnaît les phénomènes suivants :

Côté droit ;

Région sous-claviculaire : sonoréité, expansion, respiration rapeuse.

Région sous-mammaire : sonoréité, expansion, frottement léger.

Région sous-axillaire : sonoréité, expansion, bruit normal.

Région dorsale supérieure : sonoréité, expansion faible, frottement.

Région dorsale inférieure : sonoréité, expansion faible, frottement.

Région hypochondriaque : rien de particulier.

Côté gauche ;

Région sous-claviculaire : sonoréité, expansion, frottement.

Région sous-mammaire : cœur à l'état normal, sonoréité, expansion, frottement.

Région sous-axillaire : sonoréité, expansion, bruit de rape.

Région dorsale supérieure : sonoréité, expansion, bruit normal.

Région dorsale inférieure : sonoréité, expansion, bruit normal.

Région hypochondriaque : rien de particulier.

Prescription : comme précédemment, c'est-à-dire, quart, riz-lait, infusion pectorale édulcorée; deux potions gommeuses avec vingt-cinq gouttes de la solution de potasse.

9 *septembre.* L'amélioration rapide éprouvée sous tous les rapports par Poirier, a permis d'aug-

menter les aliments. Il mange les *trois quarts*; son sommeil est bon, son visage gai, sa langue naturelle porte l'empreinte des papilles qui ont rougi précédemment. Le thorax plus développé à gauche qu'à droite, s'élève faiblement dans l'inspiration. L'auscultation donne les résultats suivants :

CÔTÉ DROIT ;

Région sous-claviculaire : grande sonoréité, expansion, bruit normal.

Région sous-mammaire : grande sonoréité, expansion, bruit normal.

Région sous-axillaire : grande sonoréité, grande expansion, bruit normal.

Région dorsale supérieure : grande sonoréité, grande expansion, bruit normal.

Région dorsale inférieure : sonoréité, expansion grande, bruit normal.

Région hypochondriaque : sonoréité faible, expansion, bruit normal.

CÔTÉ GAUCHE ;

Région sous-claviculaire : sonoréité, expansion suffisante, bruit normal.

Région sous-mammaire : cœur à l'état normal, battements accélérés, émotion.

Région sous-axillaire : sonoréité, expansion, bruit normal.

Région dorsale supérieure : sonoréité, expansion, bruit normal.

Région dorsale inférieure : sonoréité, expansion, bruit normal.

Région hypochondriaque : rien de particulier.

Poirier, jusqu'au 9 septembre, n'avait pas discontinué les potions gommeuses alcalines avec la solution de potasse. Il sort le lendemain, 10 septembre, de l'hôpital ; sentant vivement tout le changement qui s'est opéré en lui depuis son entrée. Il se montre très-reconnaissant des soins qu'on lui a donnés.

Il est réformé et rentre dans ses foyers.

RÉFLEXIONS.

Il est impossible de méconnaître une grande vérité ; c'est qu'il est des cas dans lesquels les alcalis produisent presque instantanément des effets étonnants. Poirier, dont nous venons de raconter la maladie, en est un exemple frappant.

Arrivé avec tous les symptômes d'une méningite chronique et d'un engorgement encéphalique, il était, en outre, atteint d'une pneumonite chronique, probablement source première de l'embarras cérébral.

Cette affection pulmonaire chronique était caractérisée par la dyspnée continuelle du sujet, et par les bruits particuliers dont la respiration était accompagnée. Ces bruits étaient le frottement, le bruit de rape, la sibilation, la crépitation, le hoquet bronchique. Observés dans le poumon gauche, ils coïncidaient avec un plus grand développement du thorax de ce côté. Ils annonçaient

un état d'épaississement de la membrane-muqueuse
des bronches (frottement, rape); le rétrécissement
de celles-ci (sibilation); l'existence de cavités dans
lesquelles l'air ne pénétrait que dans de fortes
inspirations (hoquet bronchique, crachats pu-
riformes); enfin, l'engorgement du poumon. Ce
dernier était signalé par la crépitation, qui in-
diquait aussi la sécrétion anormale de la mem-
brane muqueuse.

Croirait-on, si on n'en avait la preuve évidente
et si palpable, que l'administration des alcalis
ait pu modifier notablement en peu de temps,
un état aussi grave? Que l'organe ait pu être dé-
gorgé presque aussitôt, et que l'air ait pu être librement accessible presque partout?

N'est-il pas positif qu'ici, en raison peut-être
de la grande solubilité des fluides, et de la perméabilité plus grande de l'organe chez ce sujet,
les alcalis ont favorisé le détachement rapide des
mucosités bronchiques sécrétées. La circulation
pulmonaire embarrassée dans ses moindres divisions, a été également aidée d'une manière notable.

Ainsi paraît s'être réellement effectué, le changement considérable remarqué chez Poirier.

SIXIÈME OBSERVATION.

Gastro-pneumonite chronique droite; anasarque;
haleine purulente; — traitement par les alkalis;
guérison rapide et complète.

Legoff, grenadier au 29ᵉ régiment de ligne, né

à Plouaret (Côtes-du-Nord), âgé de 27 ans, d'une bonne constitution, d'un tempérament cellulaire, marqué de taches de rousseur, entra à l'hôpital militaire d'instruction de Strasbourg, le 26 octobre 1839.

A l'âge de 12 ans il avait eu la petite-vérole, sa santé depuis s'était maintenue bonne. Mais en 1838, il fit une maladie de poitrine, dont il n'indique pas le caractère.

A son entrée, Legoff était dans l'état suivant:

Visage pâle et bouffi, infiltration générale sur tout des membres inférieurs, odeur purulente très-prononcée, qui paraît provenir de l'haleine du sujet. Cette odeur saisit fortement le nez au moment de l'exploration. Décubitus à droite; bon sommeil; langue disposée à la sécheresse dans son centre et à sa pointe; thorax plus développé à droite qu'à gauche; élévation presque nulle du thorax dans l'inspiration; toux crépitante; crachats muqueux; exploration du thorax:

CÔTÉ DROIT;

Région sous-claviculaire: sonoréité, expansion faible, quelques gloux-gloux.

Région sous-mammaire: sonoréité faible, expansion faible, crépitation générale.

Région hypochondriaque droite: matité, expansion nulle, bruit nul.

Région dorsale supérieure: sonoréité, expansion, bruit normal.

Région dorsale inférieure: sonoréité, expansion, crépitation.

CÔTÉ GAUCHE;

Région sous-claviculaire: sonoréité, expansion modérée, respiration légèrement bruyante.

Région sous-mammaire : cœur petit à mouvements rapides et normaux ; pouls régulier, assez fort, sans plénitude ni dureté.

Région sous - axillaire gauche : sonoréité, expansion, bruit normal.

Région hypochondriaque : rien de particulier.

Région dorsale supérieure : sonoréité, expansion, respiration bruyante.

Région dorsale inférieure : sonoréité, expansion, bruit normal.

Selles liquides, dévoiement, urines faciles, abondantes.

A partir du 4 novembre, prescription suivante : crême de riz, infusion pectorale édulcorée, deux potions gommeuses avec deux décigrammes de sous-carbonate de potasse pour chacune.

6 novembre. Décubitus dorsal, bon sommeil, visage pâle, légèrement infiltré, œdème des membres inférieurs ; toujours même odeur purulente ; langue naturelle, toux crépitante, crachats puriformes, consistants.

Exploration ;

Côté droit.

Région sous-claviculaire : sonoréité, expansion, respiration bruyante.

Région sous-axillaire : sonoréité, expansion, crépitation à grosses bulles.

Région dorsale supérieure : sonoréité, expansion, bruit normal.

Région dorsale inférieure : sonoréité , expansion faible , crépitation légère.

CÔTÉ GAUCHE :

Région sous-claviculaire : sonoréité , expansion, frottement.
Région sous-axillaire : sonoréité , expansion, bruit normal.
Région dorsale supérieure : sonoréité , expansion , bruit normal.
Région dorsale inférieure : sonoréité , expansion faible , crépitation.

Ventre souple , indolore , urines faciles , d'un
jaune obscur , troubles avec nuage général.

Prescription : soupe , riz-lait , pectorale édulcorée , 2 potions gommeuses avec 4 décigrammes
de sous-carbonate de potasse pour chacune, vinaigre scillitique 100 grammes, pour frictionner
la périphérie du corps.

8 *novembre.* Bon sommeil , physionomie ouverte , état moral excellent, langue naturelle,
crachats d'un gris blanchâtre, diffluants; moiteur
légère à deux heures du matin , peau actuelle-
mnent sèche et fraîche, infiltration dans toutes les
régions, une selle naturelle, urines jaunâtres, très-
sédimenteuses, plus abondantes. Il attribue aux
frictions avec le vinaigre scillitique une grande
part de ce résultat.

Prescription: soupe, riz-lait, deux œufs sur le
plat; infusion pectorale édulcorée; deux potions
gommeuses avec 5 décigrammes de sous-carbonate
de potasse ; vinaigre scillitique en frictions sur
toutes les parties du corps.

Du 8 au 13 novembre. Même état, mêmes prescriptions.

Le 13 novembre. Bon sommeil, dispot, intelligence et état moral, toujours très-satisfaisant; langue naturelle : élévation faible et uniforme du thorax dans l'inspiration. Exploration de la poitrine.

CÔTÉ DROIT :

Région sous-claviculaire : sonoréité, expansion; crépitation très-légère.

Région sous-mammaire droite : sonoréité, expansion très-faible, crépitation presque nulle.

Région hypochondriaque droite : mêmes phénomènes qu'à la région précédente.

Région dorsale supérieure : sonoréité, expansion faible, sans crépitation.

CÔTÉ GAUCHE;

Régions sous-claviculaire, sous-axillaire, sous-mammaire, dorsale supérieure : sonoréité, expansion modérée, bruit normal.

Région dorsale inférieure : sonoréité, expansion, crépitation; pouls régulier, développé, sans vivacité ni plénitude; ventre souple; une selle; urines d'un jaune foncé, troubles; celles d'hier avec pellicule épaisse à la surface; peau tiède et sèche; odeur purulente moindre.

Région sous-axillaire droite : sonoréité, expansion, crépitation légère.

Prescription : quart, riz-lait, omel., petit-lait

à 500 grammes, pectorale édulcorée, deux potions gommeuses à 1 gramme de sous-carbonate de potasse pour chaque; vinaigre scillitique.

14 novembre. Toujours bon sommeil; peau chaude; infiltration du corps presque disparue, excepté au visage; moiteur très-faible; toux toujours rare, crépitante, muqueuse; crachats blancs-grisâtres; pouls calme, régulier, sans fréquence ni vivacité, avec tension légère; langue toujours naturelle; appétit excellent; urines claires, jaunes-verdâtres, sans dépot. *Prescription : ut suprà.*

16 *novembre.* Sommeil excellent; odeur purulente disparue, et remplacée par une odeur faiblement acide; coloration faible des joues, qui conservent à peine des traces de l'infiltration; œdème général totalement disparu; peau bonne, moite, chaude; langue nette; pouls régulier, un peu développé, sans accélération ni vivacité; toux rare; crachats muqueux; voix toujours nette. Durant l'inspiration, élévation modérée du thorax.

Exploration;

Côté droit.

 Région sous-claviculaire : sonoréité; expansion; bruit normal.

 Région sous-mammaire : sonoréité; expansion très-faible; crépitation presque confondue avec le bruit de râpe léger de cette région.

 Région sous-axillaire : sonoréité; expansion; crépitation très-légère à grosses bulles.

 Région hypochondriaque : sonoréité; expansion; crépitation râpeuse, faible.

Région dorsale supérieure : sonoréité dépendante d'une cavité moindre ; ce côté du thorax paraît avoir moins de capacité que l'autre, expansion, bruit normal.

Région dorsale inférieure : sonoréité, expansion, crépitation légère.

CôTÉ GAUCHE :

Région sous-claviculaire : sonoréité, expansion, souffle normal.

Région sous-mammaire : cœur petit, situé profondément, à battements réguliers et sans accélération.

Régions sous-axillaire, dorsale supérieure, dorsale inférieure, hypochondriaque : sonoréité, expansion, bruit normal.

Une selle, urines faciles, couleur jaune pelure d'oignon, avec sédiment blanc, faiblement acides.

Les jours suivants les urines conservent cette acidité ; quelques flocons blanchâtres nagent dans le liquide et sont entraînés vers le fond du vase.

Même prescription que le 13 novembre.

21 *novembre.* Bon sommeil, physionomie revenue à l'état naturel, langue naturelle, aucune odeur, à peine moiteur dans la nuit, peau sèche le jour, durant lequel il est constamment levé et se promène. Exploration : Elévation des deux côtés du thorax dans l'inspiration, côtes devenues saillantes, battements du cœur visibles et sensibles. Changement considérable effectué dans l'état des poumons. Sonoréité, expansion, bruit normal *à gauche* dans toutes les régions ; *à droite* même circonstance, sonoréité, expansion, une idée moindre qu'à gauche ; bruit normal partout, excepté

vers le bas du poumon droit, où un léger bruit de rape subsiste. Du reste plus de crépitation nulle part. Décubitus à volonté ; bon appétit; une selle tous les jours ; urines couleur pelure d'oignons; ni acides, ni alcalines ; mais neutres ; léger dépôt blanc crayeux, du reste transparentes.

Prescription : m. q. riz-lait ; omel. petit-lait, pect. édulc. deux potions gommeuses avec un gramme de sous-carbonate de potasse pour chaque.

26 *novembre*. L'état si satisfaisant de Legoff m'engage à diminuer la quantité du sous-carbonate de potasse, lequel n'est plus administré qu'à 6 décigrammes par potions.

27 *novembre*. Même état satisfaisant ; appétit excellent ; l'exploration du thorax confirme les résultats obtenus le 21 novembre. A la région dorsale inférieure droite, correspondant à la base du poumon de ce côté, je constate une crépitation très-fine et très-légère. Les urines sont neutres.

Même prescription que le 26.

28 *novembre*. Considérant l'état de paleur de la peau du sujet; la maigreur qui a succédé à la bouffissure générale, et à l'oppression remplacée par la respiration la plus libre, je prescris pour redonner un peu de vigueur aux organes une potion avec l'extrait de gentiane et l'alcool de cochléaria, ainsi qu'il suit :

 Extrait du gentiane 1 gramme.
 Alkool de cochléaria 2 grammes.
 Sirop simple 60 grammes.
 Infusion de camomille 100 grammes.

Le goût de cette potion paraît fortement tonique au malade qui la prend sans inconvénient jusqu'à la fin du mois.

Nonobstant cette potion, j'en continue une autre avec le sous-carbonate de potasse.

Le 3ᵉ décembre. Legoff exploré avec scrupule, n'a plus présenté de traces de la crépitation fine notée le 28 novembre. Les deux poumons étaient alors dans un état normal complet, et dès cette époque Legoff, considéré comme convalescent, n'est plus l'objet que de soins hygiéniques pour s'opposer à l'impression du froid dans la saison rigoureuse où nous entrons.

RÉFLEXIONS.

Il serait inutile d'insister sur les effets si rapides, si complets, si satisfaisants du sous-carbonate de potasse dans le cas qui vient d'être rapporté. Le succès obtenu chez Legoff est étonnant, car il met en relief une série d'agents délaissés en quelque sorte dans le traitement des altérations viscérales et qui sont appellés à une vogue méritée. Tout dit que cette vogue ne sera comparable qu'à celle du sulfate de quinine dans les fièvres intermittentes, et à celle de l'opium pour les affections nerveuses.

Quand Legoff entra à l'hôpital militaire d'instruction de Strasbourg, il était malade depuis un an ; l'oppression, la dyspnée le poursuivaient : la marche était halétante ; le visage était bouffi, le corps infiltré; une odeur repoussante s'exhalait de sa bouche ; tout annonçait l'état le plus grave, un état cachectique même commencé et qui pouvait justement allarmer. L'exploration du thorax annonçait des altérations dans le poumon droit, qui étaient nombreuses et suivant toute apparence devaient dater de l'époque même à laquelle il eut une première affection pulmonaire.

Un traitement par les alcalis commencé sous de si défavorables auspices, ne semblait pas promettre de grands succès; et cependant, un mois ne s'écoule même pas que déjà sous l'influence des moyens qui viennent d'être indiqués, une santé, j'ose dire parfaite, succède à cet état.

Il est impossible d'apporter en faveur d'une médication un témoignage plus concluant ; et je me persuade que la conviction la plus profonde pénétrera dans les esprits , en voyant la réalité de tels succés.

SEPTIÈME OBSERVATION.

Bronchite et pneumonite chroniques ; altérations pulmonaires considérables détruites par l'emploi du sous-carbonate de potasse.

Guénot, Alexandre , fusilier au 29e régiment de ligne, né à Giromagny (Haut-Rhin), le 11 janvier 1817, d'une constitution délabrée; d'un tempérament cellulaire ; taille moyenne, embonpoint modéré , bien conformé, entra à l'hôpital militaire d'instruction de Strasbourg le 17 novembre 1839.

Guenot était tisserand avant d'être militaire, et il sert depuis un an. Variolisé dans son enfance, il n'avait pas fait de maladie sérieuse depuis lors ; mais depuis un an il a été constamment valétudinaire.

Aussitôt après son arrivée au corps il fut pris de bronchite, de maux de tête, de diarrhée. Il fut trois mois traité, soit à l'ambulance, soit à l'hôpital : sorti de cet établissement, il n'a pu faire aucun service, et il a été forcé d'y rentrer pour être soigné de nouveau.

Le 17 novembre, jour de l'entrée : intelligence entière ; peau jaune, pâle ; infiltration générale légère ; visage tant soit peu bouffi ; sommeil calme ; langue naturelle ; thorax bien conformé, se développant également des deux côtés, mais s'élevant peu dans l'inspiration. Sonoréité de tout côté, excepté sous la clavicule, le téton, l'aisselle et l'hypocondre gauches où elle est moindre qu'à droite. Au dos la sonoréité est égale des deux côtés ; l'expansion est assez grande des deux côtés, mais elle est accompagnée de frottement et presque de sibilation à droite sous la clavicule, l'aisselle et le téton. A gauche, expansion avec hoquet bronchique sous la clavicule gauche ; bruit de rape prononcé partout ailleurs. Cœur à mouvements accélérés, mais normaux ; pouls régulier, mou, sans vivacité, ni développement ; peau sèche, fraîche ; sueurs rares. Celles-ci ne sont excitées que par l'approche du feu. L'exploration est accompagnée de toux sèche continuelle, avec crachats muqueux; l'appétit est bon; une selle tous les jours Il y a un mois qu'il n'a eu de diarrhée, avant cette époque il l'avait eue trois mois continuellement; urines naturelles; pas de gonflement aux pieds.

Prescription : Semoulle au lait; eau de riz; deux potions gommeuses avec un décigramme de sous-carbonate de potasse; frictions avec vinaigre scillitique sur la périphérie du corps; vesicatoire au sternum.

18 — 19 *novembre.* Même état que le 17; même prescription.

20 *novembre.* Bon sommeil; toux moins fréquente; crachats muqueux; picotements vers le vésicatoire durant la toux; décubitus impossible sur le dos; ne peut s'effectuer qu'à droite ou à gauche; langue couverte de papilles à l'extrémité, traces de l'état antérieur du canal digestif; digestions faciles; une selle; pas de gargouillement dans l'abdomen; urines faciles d'un jaune d'or foncé, sans dépôt, faiblement acides; peau fraîche, sans sueurs; pouls très-calme.

Prescription : q. cot. semoul.; eau de riz; deux potions gommeuses à quatre décigrammes de sous-carbonate de potasse; vinaigre scillitique en frictions.

21 *novembre.* Soulagement que le malade attribue au vésicatoire et sommeil; toux moindre; crachats muqueux; peau tiède, sèche; urines jaunes orangées, très-acides, sans dépôt; une seule selle sans coliques.

22 *novembre.* Continuation de l'amélioration; gêne au-dessous du larynx lorsque le malade

tousse ; du reste voix nette ; crachats muqueux ; pouls calme, régulier, presque mou ; poitrine se développant également des deux côtés, dans l'inspiration ; exploration :

Côté droit ;

Région sous-claviculaire : Sonoréité ; expansion ; ronflement et sibilation grande de tout le tuyau bronchique, indépendante du larynx ; dépendante toute entière de la pénétration de l'air dans le poumon droit, et de la disposition ou de l'altération probable des bronches elles-mêmes.

Régions sous-mammaire, sous-axillaire, hypochondriaque, présentant les mêmes phénomènes que la région précédente, mais d'autant plus faibles qu'on s'éloigne davantage de la région sous-claviculaire.

Région dorsale supérieure droite : sonoréité ; expansion ; sibilation aiguë avec rape de tout le côté.

Région dorsale inférieure : mêmes phénomènes qu'à la précédente.

Côté gauche ;

Région sous-claviculaire : sonoréité ; expansion ; frottement.

Région sous-mammaire : cœur normal.

Régions sous-axillaire et hypochondriaque : sonoréité ; expansion ; frottement.

Région dorsale supérieure et inférieure : sonoréité ; expansion ; frottement.

Base du sternum près du larynx : battement des

gros vaisseaux ; râle trachéal intense perçu par l'exploration stéthoscopique.

Le stéthoscope appliqué au côté droit du larynx, donne la perception d'un frottement sec et sibilant.

Du reste, bon appétit; point de soif; langue naturelle; une selle; urines d'un jaune verdâtre , très-faiblement acides; peau sèche.

23 *novembre*. Urines sans dépôt et neutres ; ni acides ni alcalines. Les potions gommeuses sont portés chacunes à 1 gramme de sous-carbonate de potasse.

25 *novembre*. Exploration du thorax , qui est accompagné d'émoi , d'agitation du cœur, et qui donne pour résultat l'existence de la sibilation sous la clavicule gauche, tandis que la respiration paraît libre ailleurs.

Du reste bon appétit; une selle ; urines d'un jaune gris très-clair, avec dépôt cotonneux et neutre; ni acides ni alcalines.

Le malade remarque une grande amélioration dans son état; il respire mieux, dort mieux, marche plus librement, et a meilleur appétit.

Prescription: quart le matin; soupe le soir; œuf à la coque; vin blanc; eau de riz; deux potions à un gramme de sous-carbonate de potasse; toujours vinaigre scillitique et frictions sur les membres.

27 *novembre*. Physionomie meilleure ; calme d'esprit; bon sommeil ; langue toujours naturelle; toux rare ; crachats muqueux; thorax s'élevant également des deux côtés; côté droit moins sonore que le gauche en arrière, aux régions dorsales, sous-axillaire et hypochondriaque. Du même côté

droit, expansion moindre, du reste souffle normal ; cœur à l'état normal ; bon appétit ; une selle ; urines jaunes-orangées, avec dépôt blanc crétacé ; non acides.

Continuation des prescriptions précédentes.

3o novembre. Contraste frappant avec l'état dans lequel le malade était à son entrée. Alors il y avait dyspnée, oppression continuelle, gêne pour tousser et cracher ; physionomie infiltrée et pâle ; décubitus dorsal difficile. Maintenant décubitus à volonté, respiration très-libre, expectoration facile, physionomie naturelle, contentement, satisfaction de chaque instant. Lors de son entrée, Guenot avait les voies aériennes et les poumons fortement embarrassés ; aujourd'hui les poumons sont libres. Les bronches seules conservent des traces de l'affection. L'exploration donne les résultats suivants :

C ô t é   d r o i t ;

Région sous-claviculaire : sonoréité ; expansion ; souffle normal complet.

Région sous-mammaire : sonoréité ; expansion ; trois ou quatre bruits de crépitation, au centre de la région.

Région sous-axillaire : sonoréité ; expansion ; bruit normal.

Région hypochondriaque : sonoréité ; expansion ; bruit normal.

Région dorsale supérieure : sonoréité ; expansion ; çà et là sibilation légère.

Région dorsale inférieure : sonoréité ; expansion ; çà et là sibilation légère.

Côté gauche ;

> *Région sous-claviculaire :* sonoréité, expansion, bruit de rape bronchique.
>
> *Région sous-mammaire :* cœur actif, développé, normal, du reste sonoréité, expansion.
>
> *Région sous-axillaire :* sonoréité, expansion, bruit de rape léger.
>
> *Région dorsale supérieure :* sonoréité, expansion, sibilation bronchique.
>
> *Région dorsale inférieure :* sonoréité, expansion, sibilation, une selle, crachats nuls, urines orangées et épaisses.

Prescription : comme ci-dessus.

3 décembre. Sommeil excellent ; bon appétit ; libre exercice tous les jours ; état de satisfaction morale complet ; voix nette ; thorax se développant uniformément en tous sens ; sonoréité, expansion, bruit et souffle normal en tous sens et dans toutes les régions. Cœur normal ; pouls calme, régulier, peu développé ; selles et urines naturelles.

Prescription : m. cot. riz-lait, 2 potions gommeuses à 1 gramme de sous-carbonate de potasse chacune.

A partir de ce jour, Guenot, dont le vésicatoire du thorax est sec, est considéré comme convalescent. Des précautions sont prises pour éviter à l'entrée d'une saison rigoureuse les effets du froid, sur une constitution naguère si profondément ébranlée.

RÉFLEXIONS.

Que peut-on ajouter, après ce fait si concluant et si positif, ajouté au précédents? Dirai-je l'état fâcheux vers lequel inclinait Guenot à son entrée; et qui, après un an de maladie, l'entraînait vers une ruine certaine? Ferai-je ressortir l'effet rapide autant que singulier du sous-carbonate de potasse? Comment douter que les alcalis n'influent profondément sur la trame des organes, après de tels résultats? N'est-il pas évident que ces agents, dissous dans le sérum du sang, pénètrent profondément et vont préparer, aider, entraîner la solution des altérations les plus communes?

On sent combien un sujet délicat demande de précautions; et combien après une heureuse terminaison de ces affections, il importe d'entourer de soins les malades.

On ne peut douter en effet, que les rechutes après ces guérisons ne fussent possibles, et même faciles. Aussi je crois qu'il y aurait de l'avantage lorsque les altérations sont dissipées, à donner des toniques amers, pour affermir la trame des organes; pour rendre aux tissus leur force et l'énergie dont ils sont en général privés depuis longtemps.

Il est, en effet, peu de sujets qui ne présentent dans ces affections chroniques doubles, de la poitrine et de l'intestin, une tendance caco-chymique qu'il importe d'arrêter. Tout dit que les altérations développées alors dans l'abdomen, lorsque les diarrhées se sont montrées , méritent aussi d'appeler à leur tour toute la sollicitude du praticien.

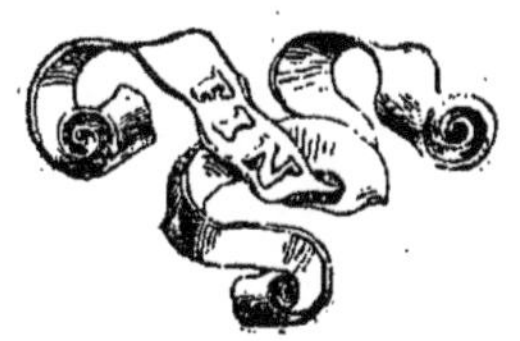

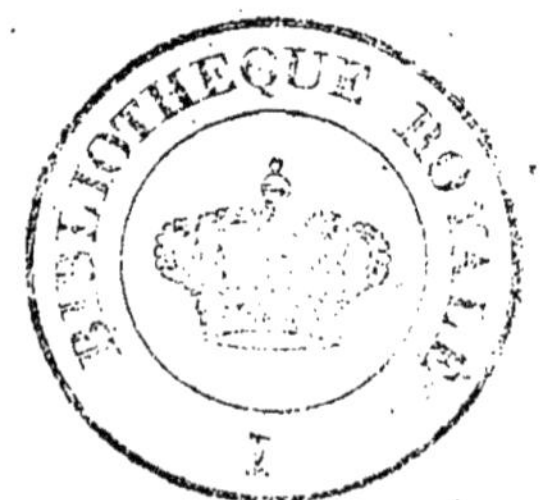

TABLEAU DES LÉSIONS PULMONAIRES, CONSIDÉRÉES SOUS LE POINT DE VUE DES ALTÉRATIONS ORGANIQUES,
PAR J. J. PASCAL.

DIVISIONS.	PRODUCTION DES ALTÉRATIONS ORGANIQUES.	DÉNOMINATION des diverses espèces d'altérations des organes.	CARACTÈRES DE L'ALTÉRATION ORGANIQUE.	PRINCIPAUX PHÉNOMÈNES indiquant l'altération organique.	TRAITEMENT.
1re CLASSE. LÉSIONS ORGANIQUES PRIMITIVES (nées dans l'organe). — 1er ORDRE. Dépendantes d'éléments étrangers dans l'organe. — 1er sous-ordre. Fluides propres à l'organe. — 1er GENRE. SANG. Fluide immédiatement nutritif, formé par le chyle, fréquent dans l'acte respiratoire. — 1. Accumulé dans les cellules, siége de l'organe. — 1. Passivement, suite d'obstacle à la circulation.	STASE	1. ENGOUEMENT.	Accumulation du sang liquide dans le parenchyme de l'organe dans lequel l'air continue à pénétrer. Le tissu plongé dans l'eau surnage après la mort. Résolution facile.	Dyspnée ; sonorité moindre du thorax ; expansion pulmonaire faible ou gêne ; crépitation.	Antiphlogistiques et révulsif, bornés ou répétés, topiques intestinaux.
	2. Activement, suite de l'excitation ou de l'irritation de l'organe.	CONGESTION	2. SUFFOCATION.	Engorgement rouge ou noir de l'organe, dû à la semi-coagulation du sang dans le tissu du poumon, dont il envahit toutes les vésicules ; ordinairement accompagné d'hémoptysie. Résolution difficile. Altérations chroniques consécutives, fréquentes. Issue souvent funeste. Enfin purgement hémoptysique (Laënnec).	Dyspnée ; oppression ; matité ; inexpansion ou expansion faible ; crépitation ; hémoptysie.	Antiphlogistique ; Bronchif. Altérés et sels stibiés.
	2. Appréhensible le tissu imflammé de l'organe. Par suite d'INFLAMMATION AIGUE		3. HÉPATISATION ROUGE.	Tissu rouge, granulé, résistant, quelquefois compacte, qui semble résulter de la coagulation inflammatoire du sang qui a pénétré le tissu pulmonaire et qui s'est incorporé avec lui. Ramollissement purulent ou caverneux consécutif. Mort.	Dyspnée ; oppression ; matité ; inexpansion pulmonaire ; absence de bruns respiratoire ; souffle bronchique ; phénomènes d'asphixie.	Idem.
	3. Épanché hors des vaisseaux ; dans le tissu de l'organe. PNEUMORRHAGIE		4. CAILLOTS APOPLECTIQUES.	Épanchements sanguins dans le tissu pulmonaire déchiré ou distendu, accompagnant l'engouement ou la splénisation dont il est le terme le plus élevé. Le caillot joue ordinairement le rôle de corps étranger ; il s'enkyste, et il est quelquefois résorbé.	Dyspnée ; oppression ; matité ou semi-matité ; expansion incomplète ; crépitation ou crépitation obscure ; hémoptysie.	Antiphlogistique ; Révulsif (dérivatif prolongé) ; altérants et révulsifs cutanés (localisés).
	2e GENRE. PUS. — Modification pathologique du sang, résultat de la phlegmasie du tissu pulmonaire.	PHLEGMASIE AIGUE. Limitée. VÉSICULAIRE	5. ABCÈS VÉSICULAIRES OU PISIFORMES.	Suppuration affectant dans chaque vésicule isolément, laquelle donne lieu à des abcès vésiculaires, pisiformes (Baillie), enclos, pouvant contenir plusieurs et groupés comme les vésicules pulmonaires elles-mêmes. — Origine d'altérations organiques chroniques, quand les cavités ne les rendent pas.	Son plutôt moindre du thorax, expansion moindre, crépitation. Douleurs prolongées de froid et à l'irritation sourde qu'il détermine dans les poumons.	Antiphlogistique ; Révulsif (dérivation prolongée) ; altérants ; cutanés (localisés).
		LOBULAIRE	6. ABCÈS LOBULAIRES OU MICIFORMES.	Phlegmon d'un lobule qui suppure en masse ; résolution purulente du lobule qui forme un abcès dont les parois sont formées par le capsule même du lobule ; ordinairement multiples ; source d'altérations chroniques, quand l'expectoration ne les vide pas.	Son plus petit des douleurs vagues sur les côtes du thorax, qui s'exalte avec vivacité, surtout chez les sujets délicats au crépitatoire ; douleurs sourdes moindres, expansion moindre, crépitation ou crépitation obscure.	Idem.
		Diffuse. LOBAIRE. { 1. Peu diminué } GÉNÉRALE. { 2. Suppuration certifiée }	7. INFILTRATION PURULENTE.	Dissémination du pus dans le tissu cellulaire d'un lobe ; étendue ; irrégulière. Issue par les crachats ou ulcérations. Souvent altérations chroniques.	Expansion antérieure fébrile ; dyspnée ; sonorité faible ; expansion faible ; crépitation.	Idem.
			8. HÉPATISATION GRISE.	Coagulation du pus infiltré, compacte dans le tissu précédent ; envahissement du tissu de l'organe par la matière épaissie, résistante ; suppuration consécutive en foyer caverneux. Issue funeste.	Expansion antérieure fébrile ; oppression ; matité ; inexpansion ; crépitation nulle ou souffle bronchique. Bronchophonie.	Révulsif et altérants ; emploi préventif avant des altérés et des sels stibiés.
		PHLEGMASIE CHRONIQUE. Limitée. VÉSICULAIRE	9. GRANULATION.	Corps globuleux ou piriforme, ordinairement en grappe ou groupé, réuni en certain nombre, liquide, mou ou solide ; tuberculé, ne suppure ni blanc, gris, perlé ; cartilagineux, nacrés. Cause de rougeurs, de phlegmasie ou de dyspnée continuelle.	Expansion perturbante de froid sur des sujets goêlés ou dyscrasié ; sur des bronchites, pneumonies, ulcérations ; dyspnée ; sonorité moindre ; expansion moindre ; crépitation ; bruits de râle (Skoda).	Prévulsif et altérants ; emploi préventif avant des altérés et des sels stibiés.
		LOBULAIRE	10. TUBERCULE.	Corps de la grosseur d'une avéline ou d'une noix ; enkysté ; fourni par une matière solide, crue, molle ou liquide ; caséeux, lardacée, crayeuse ou terreuse ; quelquefois crétacée ; qui se vide et devient caverneux.	Expansion topique ; crétacement gradué du thorax ; maigreur ; oppression ; sonorité faible ou matité ; expansion gênée ; crépitation. Matité ; pus fréquent bronchique, respiration caverneuse, amphorique ; gargouillement ; pectoriloquie. Expectoration sèche, purulente, grêlitaire, purulente, noirceurs.	Traitement altérant et révulsif ; tonique chlorurés, balsamiques.
		Illimitée. { LOBAIRE. GÉNÉRALE. }	11. INDURATION ROUGE.	Substance pulmonaire durcie, grisâtre, marbrée, verdeuleuse ; irrégulière ; se creusant en cavités avec le temps ; se confondant avec l'hépatisation grise et rouge, et avec la mélanose.	Absence de fièvre ; mêmes phénomènes que ceux de l'hépatisation.	Traitement altérant et révulsif.
	3e GENRE. SÉRUM. — 1. Non trouble et incommodant (Allernini, Barrera, Laënnec)		12. ŒDÈME PULMONAIRE.	Infiltration du tissu cellulaire intervésiculaire et interlobulaire ; navrée à la pleurésie, aux affections du cœur, aux crescipions extrêmes, répercutées (scarlatine, rougeole, etc.), à l'anasarque, etc.	Dyspnée ; orthopnée ; sonorité moindre ou matité ; inexpansion ; expansion faible ; respiration faible ou sec, brut ; quelquefois crépitation ; expectoration séreuse.	Diurétiques, révulsion à la peau suivies aux parties saines, etc., tonisé, Firanosis).
	2. Mort par suite de sérénisation (Broussais)		13. INDURATION BLAVÂTRE.	Engorgement d'un blanc gélatine, transluscide, solide, d'apparence albumineuse ou gélatineuse, sorte de semi-fibrine, semi-solidité de s'étendre.	Expansion molle ; pas de respiration ou respiration faible ; crépitation crépite.	Altérant (stibié, crêt-stibié), à Firanosis).
	4e GENRE. COAGULUM. — 1. Caillé altéré ? (Cruveilhier, Laënnec, etc.)		14. ENCÉPHALOIDE.	Dépôt de matière d'abord lardacée, blanchâtre ; puis blanchâtre, peu consistante, cérébriforme ; enfin liquide comme de la bouillie ; dans l'espèce dense l'idée d'une filtration ultérieure et caverneuse ; enkysté, peu enkysté ou induré dans le tissu des poumons.	Dyspnée ; toux sèche ; maigreur ; glaçé quand le malade élargit du poumon.	Traitement altérant ?
	2. Mais ; colorante du sang veineux ? (Baylie, Laënnec, Clarins, etc.)		15. MÉLANOSE.	Substance brune, noirâtre ou noire ; disséminée par paraisles ou réunie en petits amas, comme des pois, des avelines, ou molle à d'autres altérations (tubercules, indurations), sous forme de plusieurs matières.	Idem.	Traitement altérant ?
	5e GENRE. AIR. — 1. Dilatation des vésicules aériennes (Broyerk, Valsalva, Laënnec, Baillie, etc.)		16. EMPHYSÈME VÉSICULAIRE.	Accumulation d'air dans les vésicules ; distension des vésicules pulmonaires par suite d'un obstacle à l'issue facile de l'air vers les bronches.	Dyspnée ; asthme ; toux sèche ou muqueuse ; crachats spumeux ; sonorité tympanique ; expansion faible ou nulle ; bruit de frottement tympanique et fort et fort sourd ; respiration faible ou obscure.	Traiter l'affection bronchique ou pulmonaire, diffusibles, antiasthm., sédatifs, stibiés.
	2. Infiltration de l'air hors des vésicules (Richerand.)		17. EMPHYSÈME INTERVÉSICULAIRE ET INTERLOBULAIRE.	Déchirure du tissu pulmonaire, des vésicules aériennes et pénétration de l'air dans le tissu, lâche vésiculaire ou interlobulaire ; par suite de violentes efforts, rangées, ruptures dans les veines artérielles (Richerand?) ; ordinairement quelquefois suivi l'emphysème du col.	Dyspnée ; sonorité ; sonorité tympanique ; expansion nulle ou nulle ; bruit de frottement. Bruit de frottement (Laënnec, Honoré).	Bronchites. Manœuvres sur veines ; emphysémateuses ; (absorption lente).
	2e sous-ordre. Corps étrangers. — 6e GENRE. SOLIDES DIVERS. — Os, cailloux, coquilles, épines, portions de vêtements, etc.		18. CORPS HÉMATONNÉS OU ENKYSTÉS.	Phénomènes divers, suivant la nature, la volume, le lieu et du corps étrangers.	Dyspnée ; toux sèche ; muqueuse ; glacé quand le malade élargit du poumon.	Extraction du corps. Calmants.
	7e GENRE. CORPS PULVÉRULENTS. — 1. Poussière. 2. Fumée.		19. MATIÈRE NOIRE DES POUMONS ET DES GANGLIONS LYMPHATIQUES.	Dû à la fumée inspirée, l'issue des individus, et absorbée par le membrane muqueuse des bronches.	Expectoration noirâtre ; fumée inspirée de voie, nous absorbée la nuit ; rendue le matin par les crachats.	Traitement prophylactique. Tonique.
	8e GENRE. ENTOZOAIRES. — Vermisulaires. — Hydatides. (Laënnec.)		20. ACÉPHALOCYSTES.	Kystes contenant une masse de vésicules emboîtées ou agglomérées, avec granulations ou homogènes à leur surface ou dans leur intérieur ; de grandeurs très-variables ; remplies d'un liquide transparent, trouble, divers contenant. Ont été considérées comme pouvant servir d'origine à diverses détériorations organiques (Breyer).	Phlegmasie pulmonaire continue ou tuberculose ; dyspnée ; suffocation résistante ; matité ; expansion gênée, incomplète ; bruit de flocons ; exploration obscure nulle. Expectoration de sérosité, oeufles, blanc-rôlaires, transparentes ; tour suivie par les selles ou leur issue dans la pleure, suivie de pleurésie.	Habitation des lieux secs. Bains sels). Calomélas (Bournes).
	3e ORDRE. Dépendantes de l'état des tissus organiques. — 9e GENRE. MODIFICATIONS DE VOLUME.		21. ATROPHIE.	Réduction du poumon par défaut de développement de l'organe (nutrilisme, difformité), ou par perte de ses divers lobes de l'organe détruits par des phlegmasies antérieures. Cicatrices consécutives.		Rien à faire.
			22. HYPERTROPHIE.	Développement excessif de l'organe qui dépasse l'une des côtes du thorax pour suppléer l'autre poumon.		
	10e GENRE. MODIFICATIONS DE DENSITÉ.		23. CARNIFICATION.	Condensation progressive du tissu du poumon par la pression graduelle d'un liquide (pus, sérosité), accumulé dans la plèvre ; expulsion successive de tout l'air qu'il contenait ; réduction du son d'un à l'état cellulaire, charnue, comme celui du foie.	Signes de la collection ; Diminution du thorax ; matité ; dysphonie quelquefois pectoro-thorax ; quelquefois égophonie et bronchophonie au vide du poitrinabile.	Antiphlogistiques ; absorbtion, nitrate de potasse ; révulsifs, respirations graduelles d'air de tuiles sur le côté sain, pour rendre le côté malade guéri.
	11e GENRE. MODIFICATIONS DE RAPPORTS. — État de la plèvre.		24. ADHÉRENCES.	Corps cellulaires interlobulaires, diaphragmatiques, médiastins, péricardiques, pneumo-costales, d'épaisseur variable ; quelquefois prolongées en bandes ou ligaments.	Expansion gênée ; tintillement ; douleurs de côté ; vagues, obscures ; rétrécissement ordinaire du thorax.	Rien à faire de particulier.
			25. ÉPANCHEMENT.	Sérosité accumulée à la suite d'adhérences et à l'inflammation, ou pus contant à la suite de pleurésie, ou hydrothorax ; s'évaporant ou s'écoulant qu'un point fixant de la cavité de la plèvre.	Matité ; inexpansion ou expansion tuberculeuse ; bruit respiratoire faible ou nul ; égophonie (suite de pleurésie) ; phénomènes du pneumothorax (Skoda) ; Frottement (Honoré, Laënnec, Raynaud).	Antiphlogistique, dérivatifs, topiques.
			26. HERNIES.	Saillie d'une portion du poumon à travers une ou deux côtes fracturées par suite de fracture seul (vue de Théilnye (portons d'eau), etc.).	Tumeur se développant dans l'expiration.	Diulcène. Protéger l'organe.
			27. DILATATION DES BRONCHES.	Dilatation des dernières divisions des bronches, par suite des divers phénomènes de dyspnée et d'asthme. Dilatation étendue en limites des gros tuyaux aériens.	Mégaphonie, Pectoriloquie. Phénomènes de la bronchite chronique.	Traitement de la bronchite chronique.
			28. RÉTRÉCISSEMENT DES BRONCHES.	Rapprochement des parois bronchiques dans une matité réunie ou dans une grande étendue, par suite de l'épaississement et la contracture compacte endocavité.	Sibilation ; râclement ; Rapport bronchique.	Fumigation émollientes.
			29. HYPERHÉMIES BRONCHIQUES.	Coloration sanguine, plénitude sanguine de la membrane muqueuse aérienne plus ou moins marquée et dépolie, par suite de la phlegmasie ou de la congestion.	Dyspnée ; toux ; cracats muqueux ; râle muqueux ; sibilation ; râclement.	Antiphlogistiques et révulsifs, fumigations narcotiques, etc., chronicité ?
	12e GENRE. MODIFICATIONS DE STRUCTURE. — 1. État des bronches.		30. PSEUDOMEMBRANES.	Membranes albumineuses, rubannacées, exsudées, développées par suite d'asthme ou de diarrhée, répercutées dans les bronches ; dans la croup chez les enfants par suite de l'irritation du chlore, de l'acide hydrochlorique, etc.	Orthopnée ; asthme ; sibilation ; rochement ; crachats glaireux ou squameux. Chez les enfants cris de poitrine et asphyxie.	Antiphlogistiques et révulsifs fumigations narcotiques, etc., chronicité ?
			31. POLYPES?			
	2. État des vaisseaux pulmonaires		32. TISSU ÉRECTILE?			
			33. VAISSEAUX NOUVEAUX.	(Se voient dans les fausses membranes qui s'organisent.)		
	3. État des ganglions lymphatiques.		34. ALTÉRATIONS DES GANGLIONS.	Accidentelles de congestion, d'inflammation, d'induration, de mélanose, de ramollissement, etc. ; les poumons restant indemnes ou à peu près.	Obscurs ; quelquefois dyspnée ; toux importuns ; ganglions extérieurs malades.	Antiphlogistique, révulsif, et id.
	2. Parenchyme cellulaire. — 1. Tissu cellulaire de nouvelle formation.		35. CICATRICES CELLULEUSES.	Tissu cellulaire de nouvelle formation se développant à la suite des solutions de continuité guéries, de phlegmons, corps étrangers, tubercules vidés, etc. Voie de guérison.	Se manifestant avec la santé.	Rien de particulier.
			36. KYSTES.	Enveloppe présentant de tout corps étranger, destiné à l'isoler et à favoriser sa résorption.	Idem.	Idem.
	2. Transformations.		37. PRODUCTIONS FIBREUSES, FIBRO-CELLULEUSES.	(Moyen employé par la nature pour isoler les foyers.)	Idem.	Idem.
			38. PROD. CARTILAGINEUSES ET OSSEUSES, CALCAIRES, TERREUSES, CALCULEUSES.	Kystes vitrifragineux (de Laënnec) consolidés aux tubercules vidés. Mode de guérison de la phthisie pulmonaire.	Idem.	Idem.
	2e ORDRE. MIXTES.		39. PLAIES.	Superficielle ou de la nature des poumons ; cellules rapidement mortelles.	Hémoptysie ; épanchement sanguin des plèvres ; oppression, syncope ; calmes et repos. Sucration?	Antiphlogistique, révulsif, calmes et repos. Sucration?
	13e SOUS. ALTÉRATIONS MIXTES. — Solides et fluides		40. ULCÉRATIONS.	1. Hémorragique. Suite d'abcès, de foyer de tubercules, etc., de bronchite, de diarrhée, d'érruptions répercutées. 2. Fibreuse. Suite de phlegmasies et de suppurations, etc.	Crachats purulents ou gangreuleuses. Phénomènes de phtisie et de pneumonie ; élévations métalliques.	Fumigation balsamiques.
			41. FISTULES.	Pneumo-bronchique. Coagulant à une cavité ou caverne tuberculeuse. Pneumo-pleurale. id.	Respiration amphorique, caverneuse ; harpent bronchique ; pectoriloquie ? Tintement métallique buctulus (Laënnec, Dance).	Respiration des tuiles suivies, blanc, etc.
			42. GANGRÈNE.	Tissu gris cendré, putrilagineux ; fétide (caverneux mêlé au phlegmaisie graves).	Nature des crachats noirâtre, cendrée, putride, fétide, etc.	Respirations du chlore suivies, blanc, etc.
			43. CACHEXIES.	Scrophuleux, tuberculeux, pseudo-cancéreux ; syphilitique ; source d'altérations grises des tissus et des solides, et communiquant aux poumons.	Symptômes propres ; chaque cachexie.	Traitement qui leur est propre.
2e CLASSE. LÉSIONS ORGANIQUES CONSÉCUTIVES à d'autres affections de l'organisme.	14e SOUS. ALTÉRATIONS COMMUNIQUÉES AUX POUMONS		44. INTOXICATION.	Poisons minéraux, végétaux, animaux ; source d'altérations graves pour le poumon, fièvres, ecchymoses, congestion, inflammation, suppuration, gangrène.	Symptômes propres à chaque empoisonnement.	Traitement conforme à la nature de la lésion.

TABLEAU DES LÉSIONS PULMONAIRES, PAR J. J. PASCAL.

1re CLASSE. — LÉSIONS DONT LA CAUSE A PASSÉ.

1re Sous-Classe. — LÉSIONS PHYSIQUES.

1er Ordre. — LÉSIONS MÉCANIQUES.

1. Nombre.
   - a. Point d'organes respirateurs, accidentellement et temporairement :
     - Syncope.
     - Action de plonger dans l'eau.
     - Volonté, etc.
   - b. Organes respirateurs.
     - Un seul poumon, l'autre détruit ou annihilé comme dans des cas de : Phthisie. Hydrothorax. Pneumothorax.
     - Deux poumons inégaux en volume ou en perméabilité.

2. Volume.
   - a. Tumeurs interstitielles, souspleurales ou comprimant l'organe. Épanchements pleurétiques.
   - b. Unions vicieuses ou adhérences :
     - Interlobulaires.
     - Médiastines, péricardiennes.
     - Diaphragmatiques.
     - Pneumo-costales.
   - c. Rétrécissement des bronches.
   - d. Dilatation des bronches.
   - e. Solutions de continuité.
     - Plaies de la périphérie ou de la racine des poumons.
     - Ulcères — pleural ou bronchique.
     - Fistules : Broncho-pulmonaires. Pleuro-pulmonaires.

3. Forme. — Difformités du thorax qui influent sur l'état des poumons.
   - Dépression du sternum.
   - — des côtes par suite de fractures.
   - Déviation du rachis.
   - Rétrécissement du thorax.

4. Consistance.
   - Carnification due à la compression graduelle de l'organe par une collection pleurale, et à l'expulsion entière de l'air qu'il contenait.
   - Induration et ramollissement ; pour mémoire ; voyez plus bas.
   - Déviations par suite d'adhérences ou de développement inégal de quelques-unes de ses parties.

5. Rapports.
   - Déplacements. Hernies : Costales. Diaphragmatiques ?

2e Ordre. — LÉSIONS CHIMIQUES.

1. Calorique. Électricité : Pulmonaires (sujet d'étude).
2. Affinités chimiques ; oxigénation du sang, influence de l'azote, etc.

3e Ordre. — LÉSIONS DE RELATION.

1er sous-ordre. — Lésions nerveuses.
- Coqueluche ou bronchite convulsive.
- Asthme nerveux.
- Angine de poitrine ou névralgie du nerf diaphragmatique.
- Hystérie ou névralgie du nerf pneumo-gastrique*.
- Paralysie de la glotte ; paralysie des muscles du thorax (asthme des vieillards).

2e sous-ordre. — Lésions musculaires.
- Des voix aériennes.
- Du diaphragme (pour mémoire).
- Des muscles des parois du thorax (pour mémoire).

2e Sous-Classe. — LÉSIONS VITALES.

4e Ordre. — LÉSIONS DU MOUVEMENT CONSTITUTIF DES ORGANES.

I.

3e sous-ordre. — Lésions des organes par rapport à la réparation des pertes de l'économie.
1. Excès d'action respiratoire (course, fièvre, palpitations, etc.).
2. Défaut d'action respiratoire (état cérébral ; compression du thorax, etc.).
3. Perversion ou aberration d'action respiratoire.
   - Fistule laryngienne, trachéale.
   - Plaie pénétrante du thorax et du poumon, etc.
4. Abolition d'action respiratoire. Asphyxie.
   - 1° Privation d'air respirable**.
   - 2° Obstacle mécanique ou vital à l'acte respiratoire.
     - Strangulation.
     - Submersion.
     - Corps étrangers dans les voies aériennes.
     - Paralysie de la glotte.
     - Tétanos, épilepsie, etc.

4e sous-ordre. — Lésions des organes de la circulation.
1. Congestions. Stases, produisent :
   - l'engouement.
   - la splénisation ou l'hépatisation rouge.
2. Hémorrhagies :
   - externes — Bronchorrhagie.
   - internes — Pneumorrhagie.
3. Inflammations (sang) ou phlegmasies.
   - des vésicules pulmonaires.
   - des lobules pulmonaires.
   - des lobes.
   - générales.
4. Subinflammations (sérum).
5. Développement anormal des vaisseaux.
6. Altérations du sang.

5e sous-ordre. — Lésions des organes des sécrétions.
- Œdème des poumons, suite de pleurite, pneumonite, scarlatine, rougeole, affections du cœur, etc.

II.

6e sous-ordre. — Lésions de nutrition.
1. Atrophie.
2. Hypertrophie.
3. Altérations organiques dues :
   - a. À l'inflammation aiguë :
     1. Abcès vésiculaires ou pisiformes (Baillie, etc.).
     2. Abcès lobulaires ou muciformes (Laënnec, etc.).
     3. Infiltration purulente (pus disséminé).
     4. Hépatisation grise (suppuration avortée, pus concret).
   - b. À l'inflammation chronique, à la sub-inflammation et à un état spécial des fluides organiques :
     1. Granulation (vésicule pulmonaire).
     2. Tubercule (lobule pulmonaire).
     3. Induration (lobe ou les lobes).
     4. Encéphaloïde (fibrine altérée ?).
     5. Mélanose (matière colorante du sang ?).
4. Productions organiques.
   1. Cicatrices celluleuses.
   2. Kystes.
   3. Productions fibreuses et cellulo-fibreuses.
   4. Produtions cartilagineuses, osseuses, terreuses, calcaires.
5. Gangrène.

2e CLASSE. — LÉSIONS DONT LA CAUSE EST PRÉSENTE. — CORPS ÉTRANGERS.

1re Sous-Classe. — VENUS DU DEHORS.

1er Ordre. — INORGANIQUES.

- Gaz.
  - Air. — Emphysème pulmonaire : Vésiculaire. Intervésiculaire. Interlobulaire.
  - Gaz délétères : Acide carbonique. Oxide de carbone. Hydrogène, carboné, sulfuré, ammoniaque, acide acétique, etc.
- Liquides. Eau (boisson) ; submersion ; toux suffoquante. Poisons minéraux introduits dans la circulation.
- Solides (balles, esquilles, arêtes de poissons, etc.), suite de plaies au poumon.
- Pulvérulents. Poussière, duvet, etc., inspirés. Fumée, matière noire des poumons et des glandes bronchiques.

2e Ordre. — ORGANIQUES.

1er sous-ordre. — Végétaux ; poisons vénéneux et médicaments.

2e sous-ordre. — Animaux.
- Entiers. Entozoaires. — Hydatides ou acéphalocystes (Laënnec).
- Débris.
  - Miasmes (typhus, fièvre jaune, choléra, peste, fièvre pétéchiale, etc.).
  - Virus (syphilis, variole, rougeole, etc.).
  - Fluides putrides, etc. : Fièvre dite typhoïde, hectique ou purulente. Pustules malignes, charbon, etc.

  — *Influant d'une manière très-directe et très-évidente sur l'état des poumons, qui se couvrent de taches, d'ecchymoses, s'enflamment, quelquefois, suppurent ou même deviennent gangréneux.*

2e Sous-Classe. — FORMÉS AU-DEDANS.

3e Ordre. — INORGANIQUES.
- (Calculs, concrétions et phthisie calculeuse de Bayle.)

4e Ordre. — ORGANIQUES.
- (Escharres ; parties gangrénées ; Laënnec.)

---

* Prédominance du système nerveux gastro-pulmonaire sur le système nerveux génito-urinaire.

** Lieu dont l'air n'est pas renouvelé ; cachot ; fond de calle d'un navire ; four ; grottes ; puits ; carrières ; mines ; décombres ; éboulement ; eau ; paille ; foin ; etc.

9 782014 049893